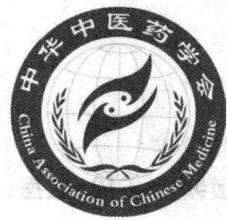

团 体 标 准

U0654567

中医皮肤科临床诊疗指南

2019-01-30 发布   2020-01-01 实施

中华中医药学会 发布

图书在版编目（CIP）数据

中医皮肤科临床诊疗指南/中华中医药学会编. —北京：中国中医药出版社，2020.4（2020.7 重印）

ISBN 978 - 7 - 5132 - 5705 - 3

Ⅰ. ①中…　Ⅱ. ①中…　Ⅲ. ①医学肤 - 中医治疗法　Ⅳ. ①R275

中国版本图书馆 CIP 数据核字（2019）第 200436 号

中华中医药学会

中医皮肤科临床诊疗指南

*

中 国 中 医 药 出 版 社 出 版

北京经济技术开发区科创十三街 31 号院二区 8 号楼

邮政编码 100176

网址 www. cptcm. com

传真 010 - 64405750

河北省武强县画业有限责任公司印刷

各地新华书店经销

*

开本 880 × 1230　1/16　印张 4.25　字数 137 千字

2020 年 4 月第 1 版　2020 年 7 月第 2 次印刷

*

书号 ISBN 978 - 7 - 5132 - 5705 - 3　定价 75.00 元

*

社长热线　010 - 64405720

购书热线　010 - 89535836

维权打假　010 - 64405753

微信服务号　zgzyycbs

微商城网址　https：//kdt. im/LIdUGr

官方微博　http://e. weibo. com/cptcm

天猫旗舰店网址　https://zgzyycbs. tmall. com

序　言

　　为落实好 2014 年中医药部门公共卫生服务补助资金中医药标准制修订项目工作任务，受国家中医药管理局政策法规与监督司委托，中华中医药学会开展对中医临床诊疗指南制修订项目进行技术指导和质量考核评价、审查和发布等工作。此次中医临床诊疗指南制修订项目共计 240 项，根据学科分为内科、外科、妇科、儿科、眼科、骨伤科、肛肠科、皮肤科、糖尿病、肿瘤科、整脊科、耳鼻喉科 12 个专业领域，分别承担部分中医临床诊疗指南制修订任务。根据《2015 年中医临床诊疗指南制修订项目工作方案》（国中医药法监法标便函〔2015〕3 号）文件要求，中华中医药学会成立中医临床诊疗指南制修订专家总指导组和 12 个学科领域专家指导组，指导项目组按照双组长制开展中医临床诊疗指南制修订工作（其中有 8 个项目未按期开展）。在中医临床诊疗指南制修订专家总指导组的指导下，中华中医药学会组织专家起草印发了《中医临床诊疗指南制修订技术要求（试行）》《中医临床诊疗指南制修订评价方案（试行）》《中医临床诊疗指南（草案）格式说明及规范（试行）》等文件，召开中医临床诊疗指南制修订培训会及论证会 20 余次，组织专家 280 余人次召开 25 次中医临床诊疗指南制修订项目审查会，经 2 次中医临床诊疗指南制修订专家总指导组审议，完成中医临床诊疗指南制修订工作。其中，有 171 项作为中医临床诊疗指南发布，56 项以中医临床诊疗专家共识结题，5 项中医临床诊疗专家建议结题。按照中医临床诊疗指南制修订审议结果，结合各项目组实际情况，对中医临床诊疗指南进行编辑出版，供行业内参考使用。

　　附：中医临床诊疗指南制修订专家总指导组和中医皮肤科临床诊疗指南制修订专家指导组名单

中医临床诊疗指南制修订专家总指导组

中医皮肤科临床诊疗指南制修订专家指导组

目　　次

ICS 11.120
C 05

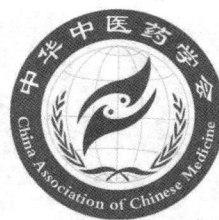

团 体 标 准

T/CACM 1147—2019

中医皮肤科临床诊疗指南
天疱疮

Clinical guidelines for diagnosis and treatment of dermatology in TCM
Pemphigus

2019-01-30 发布

2020-01-01 实施

中华中医药学会 发布

前　言

本指南按照 GB/T 1.1—2009 给出的规则起草。

本指南由中华中医药学会提出并归口。

本指南主要起草单位：首都医科大学附属北京中医医院。

本指南参加起草单位：北京中医药大学东方医院、成都中医药大学附属医院、重庆市中医院、广东省中医院、海南省皮肤病医院、湖南中医药大学第二附属医院、上海中医药大学附属岳阳中西医结合医院、沈阳市第七人民医院、天津市中医药研究院附属医院、武汉市第一医院、新疆维吾尔自治区中医医院。

本指南主要起草人：周冬梅、杨志波、刁庆春、刘巧、刘红霞、李元文、李斌、张俊岭、陈明岭、陈柳青、陈维文、陈晴燕、范瑞强。

引　言

　　中医的天疱疮基本相当于西医的天疱疮病（Pemphigus），是一种慢性、复发性、严重的表皮内棘层松解性大疱性皮肤病。本病病因尚未完全明确，现认为是一种自身免疫性疾病，平均发病年龄是50~60岁，糖皮质激素是治疗本病的首选药物。中医学很早就有关于本病的记载，如《外科大成》记载："天疱疮者初来白色燎浆水疱，小如芡实，大如棋子，延及遍身，疼痛难忍[1]。"《疮疡经验全书》曰："天疱……初生一疱，渐至遍体，浸烂无休。"为使中医药标准更好地体现中医临床诊疗水平，促进中医药标准质量和水平的进一步提高，进一步规范中医对天疱疮的治疗，明确中医治疗的时机和适应证，采用中医的治疗方法提高患者的生存质量，需要对中医治疗天疱疮的文献进行系统综述，提出以循证医学为基础的中医治疗天疱疮的诊疗指南。

　　本指南规定了中医对天疱疮的诊断、辨证和治疗方法，从现有的证据中甄选出相对较为可靠的证据，推荐临床有效且安全、可行的中医辨证论治方法，其内容适用于天疱疮诊断和治疗的整个过程。

　　本指南涉及天疱疮的中医诊断、辨证和治疗，适用于天疱疮的中医诊断和治疗，其他大疱性疾病临床表现与本病类似的，可以参考本指南进行辨证治疗。

　　本指南的主要内容为天疱疮的中医辨证和治疗，因此主要使用人群为中医皮肤科和中西医结合皮肤科的临床从业医师，西医皮肤科从业医师和其他学科中医师也可参照本指南中的相关内容。

中医皮肤科临床诊疗指南 天疱疮

1 范围

本指南规定了天疱疮的中医诊断、辨证和治疗。

本指南适用于天疱疮的中医诊断和治疗，其他大疱性疾病临床表现与本病类似的，可以参考本指南进行辨证治疗。

2 术语和定义

下列术语和定义适用于本指南。

2.1

天疱疮 Pemphigus

本指南中，中医的天疱疮相当于西医的天疱疮病（Pemphigus）。

中医的天疱疮是以皮肤初起小如芡实或大如棋子，燎浆水疱，可延及遍身、焮热疼痛，未破不坚，疱破毒水津烂不臭等为特点的一类大疱性皮肤病。

西医的天疱疮病为一组累及皮肤黏膜的自身免疫性表皮内水疱的大疱性皮肤病。

3 诊断

3.1 诊断要点

3.1.1 中医诊断要点[2-3]

临床可见身起水疱，大小不等，发无定处，可遍及全身，伴痒痛难耐，慢性病程的大疱性皮肤病。

3.1.2 西医诊断要点[4-6]

3.1.2.1 发病特点

慢性病程，此起彼伏。好发于中年人，男性多于女性。

3.1.2.2 临床症状

水疱发生在红斑或正常皮肤上，疱壁薄而松弛，尼氏征阳性，易破裂形成糜烂，表面可附有淡黄色痂，偶见血疱、溃疡、组织坏死。皮损愈合后可留有色素沉着。

3.1.2.3 好发部位

本病可累及全身各处的皮肤。口腔、咽、喉、食管、外阴、肛门等处黏膜也可受累，表现为水疱和糜烂。

3.1.2.4 常见症状

临床常见皮损处瘙痒、疼痛、灼热等症。

3.1.2.5 皮肤病理

表皮内水疱、棘层细胞松解。直接免疫荧光检查示棘细胞间免疫球蛋白 G、免疫球蛋白 M、免疫球蛋白 A 或补体 C3 沉积。间接免疫荧光检查示血清中有抗表皮棘细胞间物质抗体（天疱疮抗体）。

3.1.2.6 其他检查

水疱基底涂片可查见天疱疮细胞。

3.1.2.7 临床分型

一般分为寻常型、增殖型、落叶型和红斑型等 4 种经典类型，还可有其他特殊类型，如副肿瘤性天疱疮、药物诱发性天疱疮、疱疹样天疱疮和 IgA 型天疱疮等。

3.2 鉴别诊断

3.2.1 大疱性类天疱疮（BP）[4-6]

大疱性类天疱疮（BP）多见于中老年人，好发于躯干、四肢伸侧、腋窝和腹股沟，在红斑、水肿性红斑或正常皮肤上发生水疱或大疱，疱壁较厚，不易破，尼氏征阴性，疱破后呈糜烂面，愈合后有色素沉着斑。少数患者可在口腔、咽喉、外阴等黏膜处发生水疱和糜烂，自觉瘙痒、烧灼感、慢性病程，反复发作。其他临床类型如小疱型、多形型、局限型、结节型、增殖型等。

皮损处组织病理检查示：表皮下水疱，无棘层松解，真皮内有炎症细胞浸润，主要为嗜酸性粒细胞。直接免疫荧光检查示：表皮基底膜区 IgG 和（或）C3 线状沉积；间接免疫荧光检查显示：70% 患者血清中有抗表皮基底膜区 IgG 型抗体线状沉积。外周血可检测到抗 BP 抗原抗体。

3.2.2 猫眼疮（重症型多形红斑）[8-10]

猫眼疮（重症型多形红斑）是一种病因不明的急性炎症性疾病，与感染和变态反应有关。典型皮损为中间有靶形或虹膜状损害的圆形水肿性红斑，可见红斑、水疱、大疱和（或）黏膜糜烂。常见于儿童及年轻人，起病急骤，有较重的前驱症状如发热、头痛、咽痛、关节肌肉疼痛等。组织病理可见表皮坏死、大疱形成，真皮浅层水肿，毛细血管扩张，管壁可有纤维蛋白样变性，周围有淋巴细胞、嗜酸性粒细胞和中性粒细胞浸润。

3.2.3 药毒（大疱性表皮松解型药疹）[8-10]

药毒（大疱性表皮松解型药疹）是一种严重的药疹，由药物引发。发病急，1~4 天内皮损遍及全身，全身中毒症状重，有高热、疲乏、咽痛等症。初起为紫红色、暗红色或略带铁灰色斑，很快扩大、增多、融合，其上出现大小不等的松弛性水疱及表皮松解，水疱易破，尼氏征阳性，其他重要脏器如心、肝、肾、脑等均可同时严重受累。

3.2.4 获得性大疱性表皮松解症[8-10]

获得性大疱性表皮松解症又名表皮松解型类天疱疮，是一种自身免疫性大疱性皮肤病，多见于成年人，易受外伤处发生水疱、瘢痕、粟丘疹，无家族史，血液循环中有抗Ⅶ型胶原的 IgG 抗体，人白细胞 DR2 抗原（HLA-DR2）发生率高。

3.2.5 湿疮（湿疹）[8-10]

由多种内、外因素引起的一种具有明显渗出倾向的皮肤炎症性表现，皮疹多形态，常对称分布，瘙痒明显，全身症状轻，与敏感体质有关，易反复发作及有慢性化倾向。预后较好。

3.3 辨证分型（Ⅳ，弱推荐）

3.3.1 热毒炽盛证（毒热炽盛，气营两燔证）[2,3,7-14]（Ⅱa，弱推荐）

发病急骤，水疱迅速扩展、增多，糜烂面鲜红，或上覆脓液，灼热痒痛；伴身热口渴，烦躁不安，便干溲赤；舌质红绛，苔黄，脉弦滑或数。

3.3.2 心火脾湿证（心火炽盛，脾湿内蕴证）[2,3,7-13]（Ⅱa，弱推荐）

燎浆水疱，新起不断，疮面色红，口舌糜烂，皮损较厚或结痂而不易脱落，疱壁紧张，潮红明显；伴倦怠乏力，腹胀便溏，或心烦口渴，小便短赤；舌质红，苔黄或黄腻，脉数或濡数。

3.3.3 脾虚湿蕴证（脾虚湿盛，熏蒸肌肤证）[3,9-13,15]（Ⅱa，弱推荐）

疱壁松弛，潮红不著，皮损较厚或结痂而不易脱落，糜烂面大或湿烂成片；伴口渴不欲饮，或恶心欲吐，倦怠乏力，腹胀便溏；舌质淡胖，苔白腻，脉沉缓。

3.3.4 气阴两伤证（毒热未清，气阴两伤证）[2,3,7-15]（Ⅱa，弱推荐）

病程日久，已无水疱出现，疱干结痂，干燥脱落，瘙痒入夜尤甚，或遍体层层脱屑，状如落叶；伴口干咽燥，五心烦热，汗出口渴，不欲多饮，神疲无力，气短懒言；舌质淡红，苔少或无苔，脉沉细数。

注：本病多因心火妄动，脾湿内蕴，兼感风热暑湿之邪，以致火邪侵肺，不得疏泄，熏蒸不解，外越皮肤而发，湿热蕴久化燥，灼津耗气，故后期见气阴两伤[7]。

4 治疗

4.1 治疗原则

治疗上应遵循急则治其标，缓则治其本的原则。急性期重在清热除湿、解毒凉血，可适当加入茯苓、薏苡仁、枳壳等健脾除湿药物；慢性期或后期，湿热减退，津伤气耗，治疗重在益气养阴、健脾除湿，兼以清热解毒[3,9]（Ⅲb，弱推荐）。

4.2 中药汤剂

4.2.1 毒热炽盛证

治法：清热解毒，凉血清营。

方药：犀角地黄汤合黄连解毒汤加减[9-10,13-14,16]（Ⅱa，弱推荐）。

组成：水牛角30g，生地黄炭10g，金银花炭10g，莲子心10g，黄连10g，白茅根30g，天花粉10g，生栀子10g，生石膏30g，紫花地丁10g，生甘草10g。

加减：高热者加生玳瑁；大便干燥者加大黄。

4.2.2 心火脾湿证

治法：泻心凉血，清脾除湿。

方药：清脾除湿饮加减[9,13,17-19]（Ⅱa，弱推荐）。

组成：赤茯苓皮15g，生白术10g，淡黄芩10g，栀子6g，泽泻10g，茵陈15g，枳壳10g，生地黄12g，麦冬10g。

加减：心火炽盛者加黄连、莲子心；口腔糜烂者加金莲花、金雀花、藏青果、金果榄；大便干燥者加大黄。

4.2.3 脾虚湿蕴证

治法：清热解毒，健脾除湿。

方药：除湿胃苓汤合参苓白术散加减[9-11,13,19-22]（Ⅱa，弱推荐）。

组成：茵陈15g，猪苓30g，车前草30g，茯苓皮15g，黄芩10g，冬瓜皮15g，泽泻10g，黄柏10g，枳壳10g。

加减：若皮损色红加牡丹皮、赤芍；便干加大黄；痒甚加白鲜皮。

4.2.4 气阴两伤证

治法：益气养阴，清解余毒[23]。

方药：解毒养阴汤加减[9,11]（Ⅲb，弱推荐）。

组成：南沙参15g，北沙参15g，玄参30g，佛手参30g，天冬10g，麦冬10g，玉竹10g，金银花15g，蒲公英15g，石斛6g，丹参15g，西洋参3g（另煎兑服）。

加减：若痒甚，可加刺蒺藜、当归。

注：本指南所推荐药物剂量为常用剂量，临床实践中为提高疗效，医师可根据患者体质及病情，对药物剂量进行适当加减。

4.3 中成药

可按照辨证论治的基本原则，根据不同证型及治疗原则，酌情选择合适的中成药。

4.3.1 毒热炽盛证

羚羊角胶囊、清开灵口服液等（Ⅴ，弱推荐）。

4.3.2 心火脾湿证

导赤丹、二妙丸等（Ⅴ，弱推荐）。

4.3.3 脾虚湿蕴证

参苓白术丸、四妙丸等（Ⅴ，弱推荐）。

4.3.4 气阴两伤证

人参健脾丸、六味地黄丸、生脉饮、八珍颗粒等（Ⅴ，弱推荐）。

4.4 外治疗法

以中医辨证论治为原则，根据不同的皮损情况，选择应用不同的外治法，其总治疗原则为保护创面、收湿敛疮、预防感染。

　　a）水疱大且未破溃时，宜在消毒情况下抽干疱液，促进愈合（Ⅴ，弱推荐）。

　　b）皮损有糜烂渗液者，可用黄连、黄柏、马齿苋等清热解毒除湿中药煎汤湿敷[24-25]；大的糜烂面可用邮票贴敷疗法；或用清热解毒之油剂，如甘草油、复方大黄油[26]、紫草油[27]外涂患处（Ⅱa，弱推荐）。

　　c）皮损结痂者，可用除湿解毒中药软膏外敷，脱去厚痂[9]（Ⅲb，弱推荐）。

　　d）口舌糜烂者，用金莲花片口含；或金银花、黄连、淡竹叶、生甘草等煎水含漱[7]，或代茶饮（Ⅳ，弱推荐）。

5　辨证施护

5.1　饮食护理[25,28]（Ⅳ，弱推荐）

　　脾胃为后天之本，生发之源，健脾和胃，培土以生金则皮肤易愈，故饮食护理，应以调理脾胃为重。毒热炽盛证或心火脾湿证时，应嘱患者吃一些清心解毒的食物，如莲子汤、绿豆水、萝卜汤及各种新鲜蔬菜汤；脾虚湿蕴证时，则应吃一些健脾益气除湿的食物，如薏米粥、山药粥、芡实粥、茯苓饼及藕粉等；气阴两伤证时，则应多吃一些养血扶正的食品，如山药粥、当归补血汤、黄芪粥等。忌食不易消化的食物，如年糕、黏团子，还应注意避免食用辛辣刺激的食品。

5.2　局部护理[28]（Ⅳ，弱推荐）

　　局部皮损治疗要谨守病机，各司其属，需要根据不同皮损情况进行不同护理操作，具体可参见外治疗法部分。

5.3　精神护理[28]（Ⅳ，弱推荐）

　　由于天疱疮病情严重，常常严重影响患者的精神健康，因此精神护理在天疱疮的治疗中显得尤为重要。初发患者常因自己病情较重、皮肤糜烂而感到恐惧，精神过度紧张，复发患者因病程反复发作，缠绵日久而抑郁悲观，对治疗失去信心，因此必须要了解患者的精神心理状态，给予耐心的解释，使他们树立战胜疾病的信心。

6　指南使用说明

　　本指南主要包括中医治疗天疱疮的内容，由于天疱疮病情较重，故若单纯中医治疗效果不理想，应中西医结合治疗，西医治疗原则请参考本病的西医治疗相关诊疗指南。

　　临床研究表明，天疱疮急性期以中西医结合治疗可加快控制病情，减少并发症的发生，并减轻激素副作用；皮损消退后，继续内服中药可扶正祛邪，还可以减少糖皮质激素用量[9,13,17-19]，减少糖皮质激素的副作用[20,29]，使糖皮质激素减量过程加快[19,22,29-30]。

8

附录 A

（资料性附录）

指南的证据来源、质量评价和推荐原则

A.1 本指南的证据来源

A.1.1 文献检索策略

电子检索的资料库包括中国知网学术文献总库（CNKI）、中文科技期刊全文数据库（VIP）、中国生物医学文献数据库（SinoMed）、万方数据库（Wanfangdata）、PubMed、Cochrane Library 和 EM-BASE 七个数据库和国家食品药品监督管理局（SFDA）数据库；在研临床试验数据库包括中国临床试验注册中心（http：//www. chictr. org/cn/）和美国药物临床试验登记网（http：//www. clinicaltrials. gov/）。文献检索未设定语种限制，检索日期开始日期不限，截止日期为 2015 年 5 月 31 日。中文检索词包括：天疱疮、中医、中医药、外治、中医外治、中药外治、草药外治、湿敷、针灸、灸法、体针、针刺等。英文检索词：pemphigus，herb，Traditional Chinese medicine，Chinese medicine；alternative medicine；acupuncture。根据不同资料库的特征分别进行主题词联合自由词、关键词进行综合检索。

A.1.2 文献纳入标准

文献纳入标准为：a）关于中医药治疗天疱疮的系统综述。b）关于中医药和中西医结合治疗天疱疮的临床研究。c）不限研究设计类型，可包括随机对照试验、非随机对照试验、队列研究、病例对照研究、病例系列、病例报告及专家经验介绍等。d）不限年龄、病情严重程度、干预措施（中药、中成药等）。e）结局指标为皮损面积变化。

A.2 证据的评价和分级标准

证据的评价采用 Cochrane 手册（版本：5.1.0）[31]制定的标准进行质量评价和分级：低风险偏倚是指貌似可信的偏倚不太可能严重影响结果，判断标准为"所有关键领域的偏倚均为低风险偏倚"；风险未知偏倚是指貌似可信的偏倚增加了结果的疑问，判断标准为"一个或一个以上关键领域的偏倚为风险未知偏倚"；高风险偏倚是指貌似可信的偏倚严重地削弱了结果的可信度，判断标准为"一个或一个以上关键领域的偏倚为高风险偏倚"。证据分类原则参照《传统医学证据体的构成及证据分级的建议》[32]。文献筛选和评价过程由两名评价员独立进行；如双方意见不一致，通过协商解决或由第三方裁决。

A.3 推荐原则

本指南的推荐原则结合中医理论、文献研究和专家经验等综合考虑而制定，由于中医药治疗天疱疮的文献研究大多数存在试验报告内容不全面、设计欠规范、辨证选方多样、疗效标准不统一等问题，使得试验结果存在潜在的偏倚，因此在本指南中，所有的证据均需取得专家共识后方可列入推荐。

专家意见分为：a）完全同意；b）同意，但有一定保留；c）同意，但有较大保留；d）不同意，但有保留；e）完全不同意。如果 >2/3 的人选择a）＋b），或 >85％的人选择a）＋b）＋c）则认为取得专家共识，则作为条款通过。

指南的推荐分级标准按照 GRADE 小组制定的推荐强度分级标准[33]进行证据推荐，分为"强""弱"两级，当明确显示干预措施利大于弊或弊大于利时，指南小组可将其列为强推荐使用或不使用；当利弊不确定或无论质量高低的证据均显示利弊相当时，则视为弱推荐（附表1）。

附表 A GRADE 推荐网格[34]

	等级分数				
	1	2	0	2	1
干预措施的利弊权衡	明显利大于弊	可能利大于弊	利弊相当或不确定	可能弊大于利	明显弊大于利
推荐意见	强："一定做"	弱："可能做"	无明确推荐意见	弱："可能不做"	强："一定不做"

　　综合以上考虑，本指南参考以往中医诊疗指南制定的标准[35]，规定：证据为Ⅰ级并且取得专家共识则视为强推荐；证据为Ⅱ级及以下且取得专家共识则视为弱推荐。由于临床研究证据较低，本指南的所有推荐均为弱推荐。

参 考 文 献

[1] 清·祁坤.外科大成 [M].上海:上海卫生出版社,1957:334.

[2] 范瑞强,邓丙戌,杨志波.中医皮肤性病学（临床版）[M].北京:科学技术文献出版社, 2010:509-515.

[3] 瞿幸.中医皮肤性病学 [M].北京:中国中医药出版社,2009:216-221.

[4] 中华医学会.临床诊疗指南——皮肤病与性病分册 [M].北京:人民卫生出版社,2006: 127-129.

[5] 张学军.皮肤性病学 [M].7版.北京:人民卫生出版社,2008:161-166.

[6] 赵辨.中国临床皮肤病学 [M].南京:凤凰出版传媒集团,江苏科学技术出版社,2010: 833-843.

[7] 赵炳南,张志礼.简明中医皮肤病学 [M].北京:中国中医药出版社,2014:209-211.

[8] 杨志波,范瑞强,邓丙戌.中医皮肤性病学 [M].北京:中国中医药出版社,2010: 154-158.

[9] 王禾,王萍,邓丙戌.中西医结合治疗天疱疮和类天疱疮120例分析 [J].中国中西医结合皮肤性病学杂志,2007,06(03):154-156.

[10] 张志礼,邓丙戌,姜燕生,等.中西医结合治疗天疱疮及类天疱疮122例 [J].中华皮肤科杂志,1996,29(03):60-61.

[11] 孟丽.中西医结合治疗天疱疮45例 [J].四川中医,2003,21(06):70-71.

[12] 蒋成章.中西医结合治疗天疱疮及类天疱疮28例 [J].中国中西医结合皮肤性病学杂志, 2003,02(01):47-48.

[13] 孙庆佳.中医辨证论治寻常型天疱疮的临床研究 [D].哈尔滨:黑龙江中医药大学,2013.

[14] 马宽玉.中西医结合治疗大疱性皮肤病35例 [J].陕西中医函授,1998,24(06):27-28.

[15] 高瀚男.天疱疮住院患者中西医治疗临床分析 [D].广州:广州中医药大学,2014.

[16] 韩鲁闽,赵延璋.中西医结合治疗天疱疮及类天疱疮 [J].中国中西医结合杂志,1998,18 (10):632.

[17] 刘蠡,李伟权,马丽萍.清脾除湿汤加减方配合强的松治疗天疱疮心火脾湿证20例 [J].新中医,2005,37(08):73-74.

[18] 张洁琳.清脾除湿饮加减联合强的松片治疗大疱性类天疱疮（湿热蕴结证）的临床观察 [D]. 黑龙江中医药大学,2013.

[19] 宋群先.中西医结合治疗寻常型天疱疮40例 [J].中医研究,2010,23(08):48-50.

[20] 袁兆庄,苑勰,部兴珍.中西医结合治疗天疱疮的症状分析及疗效观察 [J].中医杂志,1985 (05):40-42.

[21] 朱强伟.参苓白术散加减治疗各型天疱疮88例 [J].中医药管理杂志,2006,14(05):23.

[22] 陈昌鹏,许良杰.中西医结合治疗寻常型天疱疮32例临床观察 [J].新中医,2007,39 (01):75-76.

[23] 盛正和.辨证治疗重症天疱疮疗效分析 [J].广西中医学院学报,2004,07(04):37-38.

［24］鞠宏，郭忆，单诗晨．皮损辨证后采取不同中药湿敷方法治疗天疱疮的探讨［J］．中国民康医学，2012，24（21）：2660-2664.

［25］陈红英．天疱疮的中西医结合护理［J］．辽宁中医杂志，1999（04）：41.

［26］陈瑛毅．复方大黄油治疗于天疱疮创面的临床研究［D］．大连：大连医科大学，2013.

［27］王丽丽，高素珍，李丽，等．紫草油治疗重度天疱疮创面疗效观察与监护［J］．临床合理用药杂志，2009，02（02）：44.

［28］田大遂，吴丽娟．天疱疮的辨证施护体会［J］．中华护理杂志，1987，22（04）：168-169.

［29］骆肖群，祝禄川，陶玲娣，等．中西医结合治疗天疱疮的疗效观察［J］．临床皮肤科杂志，2003，32（01）：38-41.

［30］冯国强，李咏梅，马绍尧．辨证治疗大疱性皮肤病20例报告［J］．安徽中医临床杂志，2001，13（01）：54-55.

［31］Higgins J, Green S. Cochrane Handbook for Systematic Reviews of Interventions Version 5.1.0 ［updated March 2011］［M］. The Cochrane Collaboration, 2011.

［32］刘建平．传统医学证据体的构成及证据分级的建议［J］．中国中西医结合杂志，2007，27（12）：1061-1065.

［33］Guyatt Gordon H., Oxman Andrew D., Vist Gunn E.，等．GRADE：证据质量和推荐强度分级的共识［J］．中国循证医学杂志，2009，9（1）：8-11.

［34］Roman Jaeschke, Gordon H. Guyatt, Phil Dellinger，等．意见不一致时的策略：应用GRADE网格对临床实践指南达成共识［J］．中国循证医学杂志，2009，09（07）：730-733.

［35］中华中医药学会皮肤科分会，北京中医药学会皮肤病专业委员会，北京中西医结合学会皮肤性病专业委员会．寻常型银屑病（白疕）中医药循证临床实践指南（2013版）［J］．中医杂志，2014，55（01）：76-82.

ICS 11.120
C 05

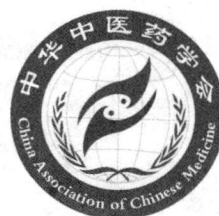

团 体 标 准

T/CACM 1171—2019

中医皮肤科临床诊疗指南
面部激素药毒

Clinical guidelines for diagnosis and treatment of dermatology in TCM
Facial corticosteroid addictive dermatitis

2019-01-30 发布

2020-01-01 实施

中华中医药学会 发布

前　言

　　本指南按照 GB/T 1.1—2009 给出的规则起草。

　　本指南由中华中医药学会提出并归口。

　　本指南主要起草单位：沈阳市中西医结合医院。

　　本指南参加起草单位：湖南中医药大学第二附属医院、首都医科大学附属北京中医医院、武汉市中西医结合医院、重庆市中医院、新疆维吾尔自治区中医医院、石家庄市中医院、黑龙江中医药大学第一附属医院、天津市中医药研究院附属医院、河南省中医院、中日友好医院、辽宁中医药大学附属第一医院。

　　本指南主要起草人：李铁男、杨志波、陈晴燕、周冬梅、周小勇、刁庆春、刘红霞、李领娥、杨素清、王红梅、刘爱民、白彦萍、卢益萍、李上云、金春琳。

引　言

　　面部激素药毒（面部糖皮质激素依赖性皮炎）是由于面部长期反复不恰当地外用皮质类固醇激素引起的皮炎。近年来，随着皮质类固醇激素外用制剂及含皮质类固醇激素化妆品的广泛使用，导致该疾病的发病率呈逐年上升趋势，成为继目前面部常见皮肤病——湿疹、银屑病、痤疮、荨麻疹之后的第五大门诊皮肤病。该病呈多形态的皮肤损害，具有对激素的依赖性或成瘾性，且反复发作、顽固难愈，严重影响颜面美观，成为医学专家们关注的焦点。到目前为止，作为一个新的病种，面部激素药毒虽然病因明确，但因为其发病机制尚不完全清楚，国内外皮肤科专著极少将本病作为一种独立的疾病加以阐述，在临床工作中对本病的概念、命名、定义、临床表现、诊断及治疗缺乏明确的统一标准。2009 年中国医师协会皮肤科分会美容专业组颁布《激素依赖性皮炎诊治指南》，从西医角度对本病进行了阐述，但本病的治疗仍困难重重。在本病的治疗中，西医一般采用抗过敏、止痒的方法对症治疗，效果不甚理想。而以中医辨证论治的理论为指导，审证求因治疗本病疗效较好。中医、中西医结合方法治疗本病的临床报道较多，显示出中医药在本病的治疗中具有优势。中医的理论优势在于辨证审因、辨证论治、审证求因，这恰恰弥补了西医方面因发病机制不明而致的治疗受限，使本病的治疗多样化、立体化、综合化。本病在中医学中并无独立记载，相关内容散见于中药毒、面游风、粉花疮、风毒等论述中，现大多医家倾向定为"面部激素药毒"。中药治疗本病的方法很多，包括口服、外用，剂型各异，给药方法众多，也各自显示了不同的治疗效果。中医药治疗该病的报道颇多，积累了大量的临床研究文献，有专家经验介绍、临证验案、随机对照临床观察等多种研究形式，但由于治疗方式多种多样，辨证分型和疗效判定标准不尽统一等原因，导致治法方药各异，虽有一定疗效，但临床应用时很难掌握。文献研究表明，对该疾病病因病机的认识多种多样，证候分型达十几种，治则治法千差万别，无所依从，目前尚无统一的病因病机及明确有效的治则和用药。本研究拟对现有文献进行归纳、整理、分析和严格临床评价，结合临床实际工作，形成完善的辨证论治体系，制定出易于掌握、科学、可行的中医临床诊疗指南。制定指南的目的：a）确立疾病诊断依据；b）规范本病的病因病机；c）规范辨证分型标准；d）制订中医药治疗方案。

　　本指南采用回顾性研究方法，开展文献研究和专家问卷调查等工作，查阅收集相关古代文献、现代文献和国外文献，运用循证医学等方法，开展有关证据的收集、筛选评价和分级证据（分类原则主要参照刘建平编写的《传统医学证据体的构成及证据分级的建议》）。通过对现有文献进行归纳、整理、分析和严格临床评价；对已发表的中药治疗面部激素药毒（面部糖皮质激素依赖性皮炎）文献进行证据分析，并组织专家论证、审核，按照国际通行的推荐原则、质量方法学评价及不同地域11 个医疗机构（均为三级医院）开展的指南一致性评价，最终提出中医药治疗本病的恰当建议，形成系统的中医辨证分型体系和治则治法，建立易于掌握、可行性好、疗效确切的临床诊疗指南。本指南是国内第一份关于"糖皮质激素依赖性皮炎"的中医临床指南；确定了"糖皮质激素依赖性皮炎"的中医名称为"面部激素药毒"；规范了"糖皮质激素依赖性皮炎"辨证分型为四型：风热蕴肤证，毒热蕴结证，湿热壅滞证，血虚风燥证；规范了各证型的治法及用药；规范了该疾病的外部治疗方法；提出了疾病的护理意见。

中医皮肤科临床诊疗指南　面部激素药毒

1　范围

本指南提出面部激素药毒的诊断、辨证、治疗和调护。

本指南适合中医科、皮肤科等相关临床医师使用。

2　术语和定义

下列术语和定义适用于本指南。

2.1

面部激素药毒

相当于西医的面部糖皮质激素依赖性皮炎（Facial corticosteroid addictive dermatitis, Facial steroid dermatitis）。

面部糖皮质激素依赖性皮炎是由于面部长期外用含糖皮质激素的制剂，导致反复出现皮肤潮红、丘疹、萎缩变薄、毛细血管扩张、脱屑、痤疮样及酒糟鼻样皮疹等，伴灼热、疼痛、瘙痒、干燥、紧绷感的皮肤病。

3　诊断[1-4]

3.1　病史

有明确糖皮质激素外用史（高效糖皮质激素使用时间>20天，中、低效糖皮质激素使用时间>2个月）。

3.2　临床表现

3.2.1　皮损表现

a）皮肤变薄、潮红肿胀伴毛细血管扩张；b）痤疮样皮炎：粉刺、丘疹、脓疱；c）色素沉着；d）皮肤老化：皮肤干燥、脱屑、粗糙，甚至萎缩；e）毳毛增粗变长。

3.2.2　自觉症状

灼热、瘙痒、疼痛、紧绷感。

3.3　诊断依据

病史加上1~2种上述临床表现，并且发生于面部，可诊断为面部激素药毒（面部糖皮质激素依赖性皮炎）。

3.4　鉴别诊断[1]

本病需与面部发生的红斑、丘疹、脱屑、瘙痒性疾病相鉴别。

3.4.1　玫瑰痤疮

皮损多分布于鼻尖、鼻周、面颊，局部常伴有毛细血管扩张，晚期形成鼻赘。无糖皮质激素长期外用史。

3.4.2　脂溢性皮炎

发生在皮脂溢出部位的一种慢性丘疹鳞屑性、浅表炎症性皮肤病。典型皮损为油腻性鳞屑性黄红色斑片。无糖皮质激素长期外用史。

3.4.3　面部湿疹

多为红斑片，上可见丘疹、丘疱疹、结痂，可有糜烂、渗出、肿胀、瘙痒。皮损形态多样，日久者可皮损肥厚、苔藓化，脱屑。无糖皮质激素长期外用史。

3.4.4　口周皮炎

发生于上唇、鼻唇沟、鼻等处的散在丘疹、丘疱疹，基底红或融合成片，皮损与唇红缘之间围绕

5mm 宽的皮肤区域不受累。病程周期发作，可伴有轻度或中度瘙痒和烧灼感。无糖皮质激素长期外用史。

3.4.5 寻常痤疮

好发于青少年，皮疹主要发生于颜面和胸背部，皮疹以黑头粉刺、白头粉刺、炎性丘疹、脓疱为主。

3.4.6 面部播散性粟粒性狼疮

皮损多分布于下眼睑及鼻周，表现为扁平或半球形丘疹或小结节，呈暗红色或褐色，质地柔软。典型皮损用玻片按压时，可见苹果酱色。

4 辨证

4.1 风热蕴肤证

面部红斑、丘疹或弥漫性潮红，轻度肿胀，瘙痒；心烦，咽干或口干舌燥，大便干或正常，小便微黄；舌红，苔薄黄或薄白，脉浮或浮数。

4.2 毒热蕴结证

面部红斑或紫红斑，肿胀，可见丘疹、脓疱，瘙痒、灼热或疼痛；烦躁易怒，口干口苦，大便干，小便黄；舌红苔黄或黄腻，或舌绛少苔，脉数、洪数或滑数。

4.3 湿热壅滞证

面部潮红肿胀明显、毛细血管扩张、丘疹、丘疱疹等，可有渗出、糜烂，灼热、瘙痒；口干黏腻，纳谷不香，头身困重，便溏或黏腻不爽或便干结，溲赤或浑浊；舌质红，苔黄腻，脉滑或滑数或濡数。

4.4 血虚风燥证

面部红斑不鲜，皮肤干燥，反复脱屑，毛细血管扩张，或色素沉着或色素减淡，瘙痒，有紧绷感；心烦，头晕，失眠多梦，口干，手足心热；舌淡红，苔薄少，脉细。

5 治疗

5.1 治疗法则

本病的治疗以疏风清热、凉血解毒为基本原则。轻者，治以疏风清热；重者，治以清热解毒或清热利湿。本病的治疗还常结合其他疗法，如中药塌渍、面膜、中药油剂、中药膏剂等；还可联合抗组胺药[5-6]，以及复方甘草酸苷或复方甘草酸单胺等制剂[7-11]以增强疗效。

5.2 辨证论治

5.2.1 风热蕴肤证

病机：长期外用激素类药物或化妆品，药毒之邪久滞于面部，风邪与毒邪相合，郁而化热，风热蕴结肌肤而发病。

治法：疏风清热，凉血止痒。

方药：消风散加减[12-20]（《外科正宗》）（Ⅱa，弱推荐）或桑菊饮加减[2,21-22]（《温病条辨》）（Ⅱa，弱推荐）。

组成：消风散加减——荆芥、防风、当归、生地黄、苦参、苍术、牛蒡子、知母、蝉蜕、甘草。桑菊饮加减——桑叶、菊花、薄荷、蝉蜕、生地黄、当归、白鲜皮、黄芩、牡丹皮、生薏苡仁、甘草。

加减：若有脓疱、红丘疹者，加用槐花、鸡冠花；病程较长，红斑明显，舌下络脉瘀紫者，加丹参、红花；瘙痒者，加祛风止痒药物，如薄荷、蒺藜、白鲜皮、地肤子；血管扩张面部潮红者，加紫草、玫瑰花；伴胸胁苦满，烦躁易怒者，加柴胡、白芍等。

5.2.2 毒热蕴结证

病机：激素类药物辛燥、甘温，久用助阳生热，风、热、毒邪阻滞于面部，热毒炽盛，灼伤血脉，熏蒸肌肤。

治法：清热解毒，凉血止痒。

方药：黄连解毒汤（《外台秘要》）合凉血五花汤加减[23-29]（《赵炳南临床经验集》）（Ⅰb，强推荐）。

组成：生栀子、黄芩、黄连、黄柏、玫瑰花、野菊花、鸡冠花、红花、凌霄花、牡丹皮、赤芍、紫花地丁、生地黄、甘草。

加减：皮肤灼热瘙痒，干燥脱屑，潮红水肿或伴毛细血管扩张较甚者，加青蒿、地骨皮；痒重者，加白鲜皮、地肤子；伴丘疹、脓疱者，加金银花、蒲公英；渗出明显者，加茵陈，土茯苓；严重者，可加水牛角、石膏等。

5.2.3 湿热壅滞证

病机：药毒之邪久滞于面部，经脉不通，复因素体脾虚，湿热内蕴，湿热与药毒蕴结肌肤而发病。

治法：清热利湿，健脾消肿。

方药：茵陈蒿汤[30]（《伤寒论》）合五苓散[31]（《伤寒论》）加减（Ⅱa，弱推荐）。

组成：苍术、白术、厚朴、猪苓、茯苓、泽泻、车前草、六一散（包煎）、茵陈、栀子、竹叶。

加减：瘙痒重者，加刺蒺藜；大便干结者，加麻仁；红肿重者，加生石膏、白茅根；伴口苦，心烦，易怒，带下色黄者，加龙胆草、黄芩、生地黄、柴胡等。

5.2.4 血虚风燥证

病机：热毒灼伤营血日久，耗伤阴血，血虚风燥，肌肤失于濡养。

治法：养血润燥，祛风止痒。

方药：当归饮子[2,32]（《济生方》）（Ⅳ，强推荐）。

组成：当归、生地黄、何首乌、川芎、赤芍、白芍、牡丹皮、威灵仙、刺蒺藜。

加减：失眠可加酸枣仁、五味子、龙齿；毛细血管扩张、色暗可加丹参、红花；色素沉着可加田七、白芷。

5.3 中成药

5.3.1 润燥止痒胶囊[33-34]（Ⅱa，弱推荐）

组成：苦参、生地黄、红活麻、生何首乌、制何首乌、桑叶。适用于风热蕴肤证、血虚风燥证。每次2g，每日3次，口服。不良反应：腹胀、腹泻；皮疹；肝损伤等。

5.3.2 栀子金花丸[35-36]（Ⅱb，弱推荐）

组成：栀子、黄连、黄芩、黄柏、大黄、金银花、知母、天花粉。适用于风热蕴肤证、毒热蕴结证。每次9g，日1次，口服。不良反应：腹痛、腹泻、纳差；皮疹等。

5.3.3 火把花根片[37-40]（Ⅱa，强推荐）

适用于各证。每次3~5片，每日3次。不良反应：胃肠道不适（食欲减退，腹胀，胃痛，腹泻，便秘等）；肝功能、肾功能损伤；白细胞、血小板减少；月经紊乱及精子活力降低；口腔溃疡；皮疹等。

5.3.4 雷公藤多苷片[41-44]（Ⅱa，强推荐）

适用于各证。每次10~20mg，日2~3次，口服。不良反应：胃肠道不适（食欲减退，腹胀，胃痛，腹泻，便秘等）；肝功能、肾功能损伤；白细胞、血小板减少；月经紊乱及精子活力降低；口腔溃疡；皮疹等。

5.4 外治疗法

5.4.1 中药塌渍（中药湿敷）

5.4.1.1 复方马齿苋洗剂[45]（Ⅰb，强推荐）

马齿苋、绿茶共煎后取汁，适量湿敷。

5.4.1.2 甘草液[46]湿敷 （Ⅰb，强推荐）

甘草煎水冷湿敷。

注：将所选药物煎汤去渣，凉后用4~6层纱布浸透药液，轻拧至不滴水，湿敷患处。每次15~20分钟，每日1~2次。可清热凉血止痒。适用于风热蕴肤证、毒热蕴结证、湿热壅滞证（皮损潮红，肿胀，脓疱，丘疹密集）。

5.4.2 中药面膜

5.4.2.1 中药面膜1[47]（Ⅰb，强推荐）

桑叶、白菊花、地肤子、牡丹皮、龙胆草、紫荆皮打成粉调制，冷开水调和，将面膜均匀地涂于脸上，20~30分钟后洗净，每周2~3次。

5.4.2.2 中药面膜2[48]（Ⅰb，强推荐）

黄芩、黄柏、生石膏各等量，研末后用香油或酸奶调敷患处，20~30分钟后洗净，每周2~3次。

注：将中药打粉，用水、奶、蜂蜜等调和后，均匀涂于面部，停留20~30分钟后，洗净。可清热、润肤、美白。适用于风热蕴肤证、血虚风燥证（皮损颜色淡红或暗红，干燥脱屑，紧绷感）。

5.4.3 涂抹法

5.4.3.1 中药油膏

甘草油[23]（Ⅳ，强推荐）：甘草50g，香油500g，甘草浸入油内一昼夜，文火将药炸至焦黄，去滓备用。适量，日2次外涂。

盐酸黄连素油[49-52]（Ⅰb，强推荐）：黄连素、芝麻油等。适量，日2次外涂。

5.4.3.2 中药软膏

青鹏软膏[53]（Ⅱa，弱推荐）：棘豆、亚大黄、铁棒锤、诃子、毛诃子、余甘子、安息香、宽筋藤、人工麝香等。适量，日2次外涂，连续应用8周。

注1：涂抹法可根据皮损形态及病情辨证选择外用药物和剂型，可选用中药软膏或油膏，除辨证应用的中药功效外，以上制剂还具有保护皮损、清除皮屑、滋润肌肤等作用。适用于风热蕴肤证、血虚风燥证（皮损颜色淡红或暗红，干燥脱屑，紧绷感）。

注2：病情严重者或迁延日久者可选用钙调神经酶抑制剂[25,54-57]外用，病情明显好转后，逐渐减量，避免突然停药，以防病情复发。还可应用非甾体类制剂[8,58-60]。

5.4.4 激光与光疗方法

可酌情选用强脉冲激光技术[61-68]，红光[68-70]，黄光，以[71-72]及长脉冲Nd：YAG激光[73-74]。这些可减轻炎症，降低皮肤敏感性，祛除炎症后毛细血管扩张。

注：急性期尽量减少外用药物，恢复期可酌情选用外治疗法，但亦需慎用。为避免外用药物治疗出现大面积的过敏反应或刺激反应，建议在应用任何一种外用药物时，均需小面积试用1~2天，如局部未出现红肿、瘙痒等不良反应，再大面积应用。单方制剂致敏率低于复方制剂，建议多选择单方制剂。

6 预防和调护[75]

a）避免滥用和误用激素制品。

b）应使患者对激素依赖性皮炎的发病因素、发展规律和防治方法有正确认识，增强患者的依从性，提高患者对治疗的信心。

c）注意避免面部按摩、热水洗、蒸桑拿浴，避免日晒、风吹。

d）避免滥用化妆品，可用保湿的医学护肤品。

e）忌食辛辣、刺激性食物，不要饮酒。多吃蔬菜、水果。

附录 A

（资料性附录）

编制标准的相关技术

A.1 文献检索及证据评价、分级

A.1.1 临床证据的检索

电子检索的资料库包括中国知网学术文献总库（CNKI）、中文科技期刊全文数据库（VIP）、中国生物医学文献数据库（SinoMed）、万方数据库（Wanfang data）、PubMed、Cochrane Library 和 EM-BASE 七个数据库和国家食品药品监督管理总局（CFDA）数据库；在研临床试验数据库包括中国临床试验注册中心（Chinese Clinical Trial Registry）和 Clinical Trials. gov。文献检索未设定语种限制。中文检索词：激素依赖性皮炎、面部糖皮质激素依赖性皮炎、面部药毒、中药、中成药、草药、对照等。英文检索词：facial corticosteroid addictive dermatitis, topical corticosteroid dependent dermatitis, herb, Traditional Chinese medicine, Chinese medicine, alternative medicine, clinical trial。根据不同资料库的特征分别进行主题词联合自由词、关键词进行综合检索。共检索到与本病相关的文献 1328 篇。

A.1.2 文献纳入及排除标准

纳入标准：a）关于中医药治疗面部糖皮质激素依赖性皮炎的系统综述。b）研究设计为随机对照试验（RCT）。c）研究对象为成年（≥18 周岁）的面部糖皮质激素依赖性皮炎患者，排除有严重合并症者，不限定性别、病情严重程度。d）治疗措施包括中草药复方及单方、中成药、中药提取物、中药外洗、中药湿敷、中药面膜等，以及以上各种治疗方法的联合应用。e）对照治疗措施包括安慰剂对照，以及能够治疗面部糖皮质激素依赖性皮炎的上市西药和治疗面部糖皮质激素依赖性皮炎的红光、冷喷、湿敷等，其中能够治疗本病的西药外用药包括维生素 B_6 软膏、1% 吡美莫司乳膏、丁苯羟酸乳膏、氧化锌软膏、0.1% 他克莫司软膏、复方维生素 E 膏、复方鱼肝油氧化锌软膏、肝素钠软膏、氟芬那酸丁酯软膏、硅霜、丁酸氢化可的松软膏、尿素软膏、抗生素软膏、3% 硼酸溶液、0.04% 苯海拉明溶液、蓝科肤宁湿敷液、达单波氏液等；西医系统用药包括抗组胺药、维生素 C 片、氯化钙溴化钠注射液、复方甘草酸制剂、抗生素、硫代硫酸钠注射液、钙剂等。f）以皮损的改善为主要疗效判定指标。

排除标准：a）试验方案为中医治疗方法与西药联合应用，且试验方案与对照方案中所应用西药不一致的文献。b）不以治疗时间为观察指标，但两组治疗时间不一致的研究文献。c）若作者及内容基本相同的论文同时出现在会议论文和期刊论文中，则排除会议论文。d）若作者及内容基本相同的论文同时出现在两篇或两篇以上论文中，则排除发表时间偏后的文献。e）依据患者入组时的基线内容，包括性别、年龄、病程、严重程度等，以及试验方案与对照治疗方案，判定为重复发表的论文或涉嫌抄袭的论文。

A.1.3 证据的评价和分级标准

采用 Cochrane 手册（版本：5.1.0）制定的标准对入选的随机对照（RCT）研究进行质量评价和分级。低风险偏倚是指貌似可信的、不太可能严重影响结果的偏倚，判断标准为"所有关键领域的偏倚均为低风险偏倚"；风险未知偏倚是指貌似可信的偏倚，增加了结果的疑问，判断标准为"一个或一个以上关键领域的偏倚为风险未知偏倚"；高风险偏倚是指貌似可信的、严重削弱了结果可信度的偏倚，判断标准为"一个或一个以上关键领域的偏倚为高风险偏倚"。

证据分类原则主要参照刘建平教授编写的《传统医学证据体的构成及证据分级的建议》，此外，本指南中规定，若单个随机对照试验判定为高风险，则证据级别降低一级（附表 A）。

附表 A 证据分级依据

证据级别	分级依据
I a	由随机对照试验、队列研究、病例对照研究、病例系列这 4 种 研究中至少 2 种不同类型的研究构成的证据体，且不同研究结果的效应一致
I b	具有足够把握的单个随机对照试验
II a	半随机对照试验或队列研究
II b	病例对照研究
III a	历史性对照的病例系列（回顾性研究）
III b	自身前后对照的病例系列
IV	长期在临床上广泛运用的病例报告和史料记载的疗法
V	未经系统研究验证的专家观点和临床经验，以及没有长期在临床上广泛运用的病例报告和史料记载的疗法

文献筛选和评价过程由两名评价员独立进行；如双方意见不一致，通过协商解决或由第三方裁决。

推荐原则：本指南的推荐原则是结合中医理论、文献研究和专家经验等综合考虑而制定的，由于中医药治疗面部糖皮质激素依赖性皮炎的文献研究大多数存在试验报告内容不全面、设计欠规范、辨证选方多样、疗效标准不统一等问题，使试验结果存在潜在的偏倚，因此在本指南中，所有的证据均需取得专家共识后方可列入推荐。

目前指南的推荐分级标准一般按照 GRADE（Grading of Recommendations Assessment，Development and Evaluation）小组制定的推荐强度分级标准进行证据推荐。该标准中推荐意见分为强、弱两级：当证据明确显示干预措施利优于弊或弊优于利时，指南小组可将其列为强推荐；当利弊不确定或无论质量高低的证据均显示利弊相当时，则视为弱推荐。

参 考 文 献

[1] 赵辨. 中国临床皮肤性病学 [M]. 南京: 江苏科学技术出版社, 2011: 723.

[2] 中国医师协会皮肤科分会美容专业组. 激素依赖性皮炎诊治指南 [J]. 临床皮肤科杂志, 2009, 38 (8): 549 – 550.

[3] 顾恒. 糖皮质激素依赖性皮炎的诊断与治疗 [J]. 中华皮肤科杂志, 2007, 40 (1): 5 – 6.

[4] 谢艳秋, 韩静情, 陈庆江. 中西医结合治疗面部激素依赖性皮炎 78 例疗效观察 [J]. 中国中西医结合皮肤性病学杂志, 2006, 5 (2): 110 – 111. (Ⅱa, 弱推荐)

[5] 袁彩莲. 中西医结合治疗面部激素依赖性皮炎疗效观察 [J]. 东南大学学报 (医学版), 2011, 30 (4): 602 – 604. (Ⅱa, 弱推荐)

[6] 韩冬雪. 中西医结合治疗面部激素依赖性皮炎临床观察 [J]. 长春中医药大学学报, 2007, 23 (3): 64 – 65. (Ⅱa, 弱推荐)

[7] 刘朝圣, 连石. 面部糖皮质激素依赖性皮炎中西医结合治疗进展 [J]. 湖南中医药大学学报, 2012, 32 (9): 79 – 81.

[8] 向建光. 氟芬那酸丁酯联合复方甘草酸苷治疗糖皮质激素依赖性皮炎疗效观察 [J]. 中国现代医药杂志, 2008, 10 (11): 93 – 94. (Ⅱa, 弱推荐)

[9] 张建玲. 复方甘草酸铵治疗面部糖皮质激素依赖性皮炎疗效观察 [J]. 中国中西医结合皮肤性病学杂志, 2010, 9 (4): 239 – 240. (Ⅱa, 弱推荐)

[10] 陈少君, 宋艳丽, 姚春海. 复方甘草酸苷联合中药治疗面部激素依赖性皮炎临床分析 [J]. 中国麻风皮肤病杂志, 2006, 22 (12): 1042 – 1043. (Ⅱa, 强推荐)

[11] 韩平, 戴永江. 美能注射液治疗面部糖皮质激素依赖性皮炎的临床观察 [J]. 中国美容医学, 2009, 18 (2): 224. (Ⅱa, 弱推荐)

[12] 王晨, 范建国, 孙征洹. 消风散联合蓝科肤宁治疗面部激素依赖性皮炎 38 例临床观察 [J]. 江苏中医药, 2014, 46 (2): 54 – 55. (Ⅱa, 弱推荐)

[13] 王晨, 范建国, 孙征洹. 消风散加减治疗面部激素依赖性皮炎 36 例临床观察 [J]. 浙江中医杂志, 2013, 48 (12): 891. (Ⅱa, 弱推荐)

[14] 王剑锋, 刘小燕, 阮桂金, 等. 消风散配合自血疗法治疗颜面部激素依赖性皮炎 27 例 [J]. 中医外治杂志, 2012, 21 (3): 33 – 34. (Ⅱa, 弱推荐)

[15] 沈敏娟. 消风散结合双黄连注射液冷喷治疗面部激素依赖性皮炎 75 例 [J]. 中医研究, 2009, 22 (8): 21 – 23. (Ⅱa, 弱推荐)

[16] 刘彦平, 李应东, 沈敏娟. 消风散结合冷喷治疗面部激素依赖性皮炎 40 例 [J]. 甘肃中医, 2009, 22 (3): 20. (Ⅱb, 弱推荐)

[17] 陈志峰, 谭回旺, 陈绰雅. 中西医结合治疗面部糖皮质激素依赖性皮炎疗效观察 [J]. 山西中医, 2013, 29 (8): 22 – 25. (Ⅱa, 弱推荐)

[18] 李红兵, 陈力, 闵仲生, 等. 消风散加减治疗激素依赖性皮炎 41 例临床观察 [J]. 江苏中医药, 2008, 40 (12). (Ⅱa, 弱推荐)

[19] 顾松杰, 黄志云. 消风散联合乙氧苯柳胺软膏治疗激素依赖性皮炎疗效观察 [J]. 湖北中医杂

志，2010，32（2）：46.（Ⅱa，弱推荐）

[20] 张翠月. 中西医结合治疗面部激素依赖性皮炎 68 例［J］. 国医论坛，2008，23（6）：41.
（Ⅱa，弱推荐）

[21] 赵雪惜. 桑菊饮加减方治疗面部激素依赖性皮炎临床观察［J］. 中国美容医学，2009，18
（4）：546 - 547.（Ⅱa，弱推荐）

[22] 李咏梅，杨志波. 当代中医皮肤科临床家丛书：马绍尧［M］. 北京：中国医药科技出版社，
2014：111 - 112.

[23] 北京中医医院. 赵炳南临床经验集［M］. 北京：人民卫生出版社，2006：345.

[24] 石珉. 凉血五花汤治疗面部激素依赖性皮炎 62 例疗效观察［J］. 中外健康文摘，2011，8
（26）：423.（Ⅱa，弱推荐）

[25] 金力，杨岚，王萍. 他克莫司软膏联合口服中药治疗面部激素依赖性皮炎临床观察［J］. 中国
美容医学，2010，19（8）：1214 - 1216.（Ⅱa，弱推荐）

[26] 李艳玲，赵倩. 中药联合雅漾活泉水治疗面部激素依赖性皮炎 45 例［J］. 中国美容医学，
2010，19（6）：905.（Ⅱb，弱推荐）

[27] 彭红领. 复方甘草酸单铵注射液冷喷联合凉血五花方治疗面部激素依赖性皮炎 40 例［J］. 河
北中医，2009，31（12）：1810 - 1811.（Ⅱa，弱推荐）

[28] 赖火龙. 凉血五花汤联合西药治疗激素依赖性皮炎 37 例［J］. 中医药导报，2007，13（8）：
63 - 64.（Ⅱa，弱推荐）

[29] 陈书悦，宋为民，杜晓航，等. 加减五花汤改善面部糖皮质激素依赖性皮炎患者皮肤屏障功能
的临床观察［J］. 中国中西医结合杂志，2008，28（5）：410 - 413.（Ⅰb，强推荐）

[30] 赵继华，胡建中. 面部激素依赖性皮炎 200 例分析［J］. 中华现代皮肤科学杂志，2006，4
（2）：69.（Ⅱb，弱推荐）

[31] 李红霞，杨惠君，卢东喜，等. 重组人表皮生长因子凝胶、复方甘草酸苷联合中药治疗面部激
素依赖性皮炎 71 例临床观察［J］. 河北中医，2014（11）：1662 - 1664.（Ⅱa，弱推荐）

[32] 赵炳南，张志礼. 简明中医皮肤病学［M］. 北京：中国中医药出版社，2014：229.

[33] 隋亚楠，张军，孙磊，等. 润燥止痒胶囊结合中药冷敷治疗面部糖皮质激素依赖性皮炎的临床
研究［J］. 中国医疗前沿，2012，7（15）：42 - 43.（Ⅱa，弱推荐）

[34] 宋欣，兰岩菊，蒋玉珍，等. 润燥止痒胶囊联合西药治疗面部糖皮质激素依赖性皮炎临床观
察［J］. 中国中西医结合皮肤性病学杂志，2010，9（3）：169 - 170.（Ⅱa，弱推荐）

[35] 王洁君，孙钧. 栀子金花丸联合雷公藤多苷治疗面部糖皮质激素依赖性皮炎临床观察［J］. 甘
肃医药，2011，30（2）：91.（Ⅱb，弱推荐）

[36] 刘俐伶，麻继臣，甄晓静. 栀子金花丸治疗面部糖皮质激素依赖性皮炎临床观察［J］. 中国中
西医结合皮肤性病学杂志，2009，8（3）：175.（Ⅱb，弱推荐）

[37] 林克. 火把花根片和刻免胶囊治疗面部激素依赖性皮炎临床分析［J］. 中国麻风皮肤病杂志，
2005，21（6）：488 - 489.（Ⅱa，强推荐）

[38] 周雅，范秀芝，姚林春. 火把花根片治疗激素依赖性皮炎疗效观察［J］. 中国现代应用药学杂
志，2001，18（5）：413 - 414.（Ⅱb，强推荐）

[39] 王亚美，潘淮. 火把花根片治疗面部激素依赖性皮炎 120 例临床观察［J］. 中国皮肤性病学杂

志，2002，16（5）：314．（Ⅱa，强推荐）

［40］林子刚，刘忠绪．火把花根片治疗面部激素依赖性皮炎疗效观察［J］．中国美容医学，2007，16（3）：374．（Ⅱa，弱推荐）

［41］张舣，庄宝松．雷公藤多苷和氟芬那酸丁酯软膏联合治疗面部激素依赖性皮炎疗效观察［J］．中国麻风皮肤病杂志，2006，22（12）：1043－1044．（Ⅱa，弱推荐）

［42］何静．雷公藤多苷联合甘草酸二铵治疗面部激素依赖性皮炎疗效观察［J］．基层医学论坛，2008，12（9）：771－773．（Ⅱa，弱推荐）

［43］王俊伟．雷公藤多苷联合消炎汤治疗面部激素依赖性皮炎疗效观察［J］．中国皮肤性病学杂志，2005，19（2）：114－115．（Ⅱa，强推荐）

［44］王强，秦万章．雷公藤制剂治疗皮炎湿疹类疾病研究进展［C］．上海：第四次全国雷公藤学术会议论文汇编，2004：93－94．

［45］杨晓琳，连芝，郑树茂．复方马齿苋洗剂湿敷联合复方吲哚美辛酊治疗面部激素依赖性皮炎50例疗效观察［J］．河北中医，2013，35（6）：868－869．（Ⅰb，强推荐）

［46］戴丽．甘草煎剂湿敷治疗面部皮质激素依赖性皮炎疗效观察［J］．山西职工医学院学报，2005，15（2）：37－38．（Ⅰb，强推荐）

［47］聂巧峰，吴祖兰，张艳．中药面膜加低温冷喷治疗面部皮炎137例疗效观察［J］．实用中西医结合临床，2010，10（5）：37－38．（Ⅰb，强推荐）

［48］孟陇南．中医药治疗激素依赖性皮炎122例［J］．中国中医急症，2011，20（8）：1337．（Ⅰb，强推荐）

［49］肖云，游顶云，祁原婷，等．盐酸黄连素油治疗面部激素依赖性皮炎84例近期疗效观察［J］．云南中医中药杂志，2015，36（1）：46－47．（Ⅰb，强推荐）

［50］肖云，汪黔蜀，王军，等．盐酸黄连素油治疗面部激素依赖性皮炎疗效观察［J］．皮肤病与性病，2013，35（3）：163－164．（Ⅰb，强推荐）

［51］肖云，游顶云，余晓玲，等．盐酸黄连素油对激素依赖性皮炎皮肤屏障功能的修复作用［J］．皮肤病与性病，2015，37（1）：53－54．（Ⅰb，强推荐）

［52］肖云．中药制剂疗面部激素依赖性皮炎进展期疗效观察［C］．厦门：海峡两岸中医美容学术交流研讨会暨2013年中医美容学术年会（中华中医药学会中医美容分会学术会议），2013：134－135．（Ⅰb，强推荐）

［53］蔡磊，吴洋，缪燕艳，等．青鹏软膏治疗面部激素依赖性皮炎疗效观察［J］．现代医学，2012，40（6）：691－693．（Ⅱa，弱推荐）

［54］李玉良．他克莫司软膏联合肤痒颗粒治疗面部激素依赖性皮炎疗效观察［J］．中国中西医结合皮肤性病学杂志，2012，11（3）：166－167．（Ⅱa，弱推荐）

［55］付敏，姜功平．他克莫司软膏联合中药治疗面部糖皮质激素依赖性皮炎疗效观察［J］．实用皮肤病学杂志，2012，5（1）：40－42．（Ⅱa，弱推荐）

［56］彭才智，汪小兰，鲁英，等．1%吡美莫司联合复方黄柏液治疗面部激素依赖性皮炎疗效观察［J］．湖北医药学院学报，2011，30（5）：536－537．（Ⅱa，弱推荐）

［57］臧馥兰，轩俊丽，任雷生．吡美莫司联合中药冷喷治疗面部激素依赖性皮炎［J］．中国医药指南，2012，10（19）：256－257．（Ⅱa，弱推荐）

[58] 付艳，付蓓蓓，毕益明．布特软膏联合中药明矾治疗激素依赖性皮炎疗效观察 [J]．河北医药，2006，28 (11)：1061. (Ⅱa，弱推荐)

[59] 唐志坤，赵颖．氟芬那酸丁酯软膏联合龙胆合剂治疗面部激素依赖性皮炎疗效观察 [J]．临床皮肤科杂志，2006，35 (3)：187 - 188. (Ⅱa，弱推荐)

[60] 马嘉敏．氟芬那酸丁酯软膏治疗面部激素依赖性皮炎疗效观察 [J]．中国皮肤性病学杂志，2009，12 (23)：851 - 852. (Ⅱa，弱推荐)

[61] 周东，白永晟，梁超．强脉冲光子嫩肤术治疗面部激素依赖性皮炎的疗效观察 [J]．中国激光医学杂志，2010，3：177 - 179. (Ⅱa，弱推荐)

[62] 唐小辉，丁媛，关斌，等．强脉冲光与他克莫司软膏治疗面部糖皮质激素依赖性皮炎疗效观察 [J]．中国美容医学，2013，22 (6)：654 - 656. (Ⅱa，弱推荐)

[63] 吴迪，鲁严，许阳．吡美莫司乳膏联合强脉冲光治疗面部糖皮质激素依赖性皮炎疗效观察 [J]．中国美容医学，2011，9：1412 - 1414. (Ⅱa，弱推荐)

[64] 夏丽娟，苑凯华，蔡金辉．强脉冲光联合氨甲环酸治疗激素依赖性皮炎的临床观察 [J]．中国激光医学杂志，2012，5：332. (Ⅱa，弱推荐)

[65] 范飞翔，陈天雷，王丽．强脉冲光联合胶原贴敷料治疗面部激素依赖性皮炎临床观察 [J]．皮肤性病诊疗学杂志，2013，4：260 - 262. (Ⅱa，弱推荐)

[66] 宋建波，张晓莉，马百芳．复方甘草酸苷联合强脉冲光治疗面部激素依赖性皮炎疗效观察 [J]．中国麻风皮肤病杂志，2014，2：127 - 128. (Ⅱa，强推荐)

[67] 金外淑，姚美丽，梁津宁，等．强脉冲光联合胶原修复贴治疗面部糖皮质激素依赖性皮炎的疗效观察 [J]．中华皮肤科杂志，2015，5：349 - 351. (Ⅱa，强推荐)

[68] 王竞，刘斌，栾琪，等．强脉冲光与红光治疗糖皮质激素依赖性皮炎临床疗效分析 [J]．中华皮肤科杂志，2012，45 (3)：205 - 207. (Ⅱa，强推荐)

[69] 丁小杰，柏志芳．复方甘草酸苷胶囊联合红光治疗面部糖皮质激素依赖性皮炎疗效观察 [J]．中国美容医学，2014 (6)：469 - 471. (Ⅱa，弱推荐)

[70] 阿拉腾楚鲁，孙立．LED 红光联合外用他克莫司治疗面部糖皮质激素依赖性皮炎的疗效分析 [J]．内蒙古医科大学学报，2014 (6)：509 - 512. (Ⅱa，弱推荐)

[71] 万春喜．多磺酸黏多糖乳膏联合半导体激光治疗面部糖皮质激素依赖性皮炎的临床观察 [J]．现代诊断与治疗，2012，23 (12)：2085 - 2086. (Ⅱa，弱推荐)

[72] 杨雪松，于立红，吕晓红，等．枸地氯雷他定联合半导体激光及类人胶原蛋白治疗面部皮炎临床观察 [J]．中国皮肤性病学杂志，2014，28 (4)：374 - 376. (Ⅱa，弱推荐)

[73] 金燕．长脉冲 Nd：YAG 激光治疗面部激素依赖性皮炎 [J]．中国激光医学杂志，2010 (6)：378 - 379. (Ⅱa，强推荐)

[74] 金燕，郭永刚，李文志．长脉冲 1064nmNd：YAG 激光治疗面部激素依赖性皮炎伴发的毛细血管扩张 [J]．中国美容医学，2011，20 (1)：103 - 105. (Ⅱa，弱推荐)

[75] 陈玉杰，任海燕，梁晓红．黄柏液冷喷治疗面部激素依赖性皮炎病人的护理 [J]．护理研究，2010，24 (6)：236. (Ⅱa，弱推荐)

ICS 11. 120
C 05

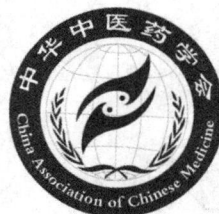

团　体　标　准

T/CACM 1278—2019

中医皮肤科临床诊疗指南
脚湿气

Clinical guidelines for diagnosis and treatment of dermatology in TCM
Tinea pedis

2019-01-30 发布

2020-01-01 实施

中华中医药学会 发布

前　言

　　本指南按照 GB/T 1.1—2009 给出的规则起草。

　　本指南由中华中医药学会提出并归口。

　　本指南主要起草单位：海南省中医院。

　　本指南参加起草单位：广东省中医院、武汉市中西医结合医院、浙江省中医院、北京中医医院、上海中医药大学附属岳阳医院、重庆市中医院、新疆中医院、河南省中医院、海南省皮肤病医院、贵阳中医学院第一附属医院、海南医学院。

　　本指南的主要起草人：李梅娇、陈信生、曾曼杰；参与起草人：曹毅、陈浪、符磊、范斌、郭菲、刘爱民、刘毅、李伯华、马丽俐、童中胜、陶茂灿、王鹏、吴伟伟、吴俣、徐蓉、袁娟娜、杨晓红、杨洁、张苍、张明、张步鑫、赵婵娟。

引　言

脚湿气发病率高，易反复发作，长期的脚湿气会自身传播，可能传染多个部位，可发生鹅掌风、圆癣、阴癣、甲癣。可以在人与人，动物与人，污染物与人之间传播。可因混穿鞋袜或裸足在公共浴室、健身房、游泳池等场所行走、密切接触而被传染。湿热地区和高温季节是脚湿气高发的促发因素。手足多汗、穿不透气的鞋子或免疫功能受损亦是重要的易感因素。足癣复发率高，约84%的患者每年发作2次以上。对有些患者的健康、工作、社交及日常生活有明显的影响，超过半数的患者因为瘙痒而影响睡眠甚至工作和生活，是对人类健康和生活质量影响极大的皮肤病之一。

中医学治疗脚湿气历史悠久，许多中医皮肤科名家对脚湿气诊疗积累了宝贵的经验，疗效确切。近年来中医药治疗脚湿气取得了很大的进展，具有简、便、廉、优的特色和不易抗药的优势。由于派系、传承、地域、气候、环境等的差异，用药特点和规律亦有差异性。

制定本指南之前，2011年国家中医药管理局曾发布的24个专业105个病种中医诊疗方案（合订本 试行版）及24个专业105个病种中医临床路径（合订本 试行版）中有编写"脚湿气病"的相关内容，没有发布相关指南。因此，在国家中医药管理局、中华中医药学会、皮肤科专家指导组、脚湿气项目组所有成员的共同努力下，编撰了这份指南。

制定本指南的目的是推荐有循证医学证据的脚湿气的中医药诊断与治疗方法，指导临床医生、护理人员规范使用中医药进行医疗实践活动，加强对脚湿气患者的管理，提高患者及其家属对脚湿气防治知识的知晓率，改善病情，提高中医诊疗脚湿气的疗效。

本指南中医药治疗脚湿气的方法遵循皮肤病外治法原则和内治法原则，将辨病、皮损辨证、病型等多方面相结合来辨证论治。总则为清热燥湿，解毒杀虫，或养血润燥，祛风止痒。以外治法为主。单纯外治法适用于初发、病灶局限的患者，常用外治方法有湿敷法、浸泡法、撒粉法、熏洗法、封包疗法等。内治法适用于外治法疗效欠佳、反复发作，或合并有其他不利于本病治愈的系统疾患（如糖尿病、获得性免疫缺陷综合征等）或不愿意接受外治法的患者。联合治疗适用于重度、受累面积较大、反复发作，或伴有某些系统疾病（如糖尿病、获得性免疫缺陷综合征等）的患者。

本指南编撰过程遵循循证原则，内容与国际接轨，科学性强、适用范围广、实用性强、易推广，能反映当今脚湿气最佳的临床诊治水平，对于规范脚湿气中医诊疗常规，提高疗效，支撑和引领该领域的中医技术、学术的发展，发挥中医药特色优势，推动中医药现代化，加快中医走向世界，均具有十分重要的现实意义和战略意义。

中医皮肤科临床诊疗指南　脚湿气

1　范围

本指南规定了脚湿气的诊断、辨证、治疗、预防和调护建议。

本指南适用于脚湿气的诊断、辨证、治疗、预防和调护。

本指南适合中医皮肤科、中医科、中医外科、中西医结合皮肤科等相关临床医师使用。

2　术语和定义

下列术语和定义适用于本指南。

2.1

脚湿气　Tinea pedis

是指发生在足部的浅部真菌感染性皮肤病。主要累及趾间、足跖、足侧缘，以足趾间浸渍、糜烂、水疱、脱屑、肥厚、皲裂、自觉瘙痒、常伴特殊臭味为临床特征，严重时可波及足背及踝部，可发生丹毒。糜烂多见于夏季、雨季及潮湿时，干燥、皲裂多见于冬季及干燥季节。所有人群均可患病，成人多见。脚湿气相当于西医的足癣[1-4]。

3　病因病机

3.1　中医病因病机[1-7]

本病多因患者平素生活起居不慎，久居湿热地区、趾缝潮湿、脚汗多而外感湿邪；或因湿邪困脾，脾失健运，脾虚湿蕴下注足部，蕴积生虫；或胃经湿热下注，久则湿热化燥，耗伤阴液，肤失濡养，风虫滋生；亦可因接触患者的用具沾染虫毒导致。

3.2　西医病因[8-10]

现代医学认为足癣是指发生在足部的一种浅部真菌感染性皮肤病，主要致病真菌是皮肤癣菌，包括毛癣菌属、小孢子菌属和表皮癣菌属。其中致病菌以毛癣菌属为主，按目前新的分类法，最常见的是红色毛癣菌复合群中的红色毛癣菌和须癣毛癣菌复合群中的指（趾）间毛癣菌。整体免疫功能低下者如糖尿病患者、HIV感染者是高危人群。

4　诊断与鉴别诊断

4.1　诊断要点

4.1.1　病史

患者可能有接触传染史[1,4,7-9]。

4.1.2　临床表现[4,6,8-9]

皮损初发部位先以一侧足趾间发病，多见于第3、4趾间，可以波及其他趾间及足趾、足跖、足侧缘、足跟部，甚至整个足底，瘙痒轻重不一，常伴特殊臭味，根据皮损形态分为5种病型。

4.1.2.1　浸渍糜烂型

浸渍糜烂型最为常见，多发生在第3、4趾趾间，皮损表现为浸渍、糜烂、渗液、表面覆以白皮，除去浸渍发白的表皮可见其下红色糜烂面，瘙痒程度不同。严重者多个足趾、趾间潮红、浸渍、糜烂、渗液较多、有腥臭味、瘙痒难忍、疼痛，恶寒、发热，可导致下肢丹毒。

4.1.2.2　水疱型

水疱型起病较急，初起以足跖、足趾侧缘少许小水疱为主，疱壁厚不易破，内容物清澈，水疱可自行干燥吸收后出现脱屑，常伴瘙痒。严重者水疱成群分布，抓破发红，基底蜂窝状糜烂面，黄色脓疱，周围有红晕，可出现恶寒、发热，发生下肢丹毒。

4.1.2.3 鳞屑角化型

鳞屑角化型多见于病程长者，以足趾、足跖、足弓、足跟、足侧缘甚至整个足底弥漫性皮肤粗糙、干燥、脱屑、肥厚、皲裂为皮损特征，剧烈瘙痒或不痒。

4.1.2.4 丘疹鳞屑型

丘疹鳞屑型主要皮损为趾间、趾周小丘疹，足跖有明显的小片脱屑，或在肥厚的基础上发生红斑、丘疹，剧烈瘙痒或不痒。

4.1.2.5 混合型

浸渍糜烂型、水疱型、鳞屑角化型、丘疹鳞屑型同时存在，或具有上述两型或两型以上的表现。

4.1.3 实验室检查[8-10]

根据临床需要做真菌镜检法、真菌培养法。一次阴性不能完全排除诊断，可重复检查。如有脓疱或脓性分泌物可做细菌培养。必要时做血常规、尿常规、肝肾功能、血糖、免疫学、梅毒血清、艾滋病抗体检查。

4.2 鉴别诊断[1-4,6-10]

应与侵犯相同部位的足部湿疮、掌跖脓疱病、掌跖角化病、二期梅毒、足部接触性皮炎相鉴别。

5 辨证[1-7]

5.1 湿热下注证

皮损为足趾间浸渍、发白、基底红色糜烂面、水疱、渗液。皮疹渗液多、浸渍发白明显或水疱密集为湿重于热；皮疹渗液多且水黏如脂，基底糜烂面潮红、灼热，甚者足部红肿、化脓有臭味、疼痛伴发丹毒为热重于湿；水疱较多、渗液黏或不黏、糜烂面淡红为湿热并重。可伴有不同程度瘙痒或不痒；可伴有恶寒、发热；口干；大便秘结；小便黄；舌红，苔黄，或苔黄厚腻，或苔白厚腻；脉滑或滑数。

5.2 血虚风燥证

皮损为足趾、足底皮肤干燥、脱屑；或足跖、足跟、足底粗糙、肥厚；或足跟、足底皲裂、出血、疼痛。可有不同程度的瘙痒或不痒；口渴；大便秘结；舌红少津，苔薄，脉细。

6 治疗

6.1 治疗原则[1-9,10-11]

6.1.1 外治法原则

外用药物遵循外治的基本原则。单纯外治法适用于初发、病灶局限的患者。湿敷法、浸泡法、撒粉法适用于湿热下注证；熏洗法、浸泡法、封包法适用于血虚风燥证；水剂、洗剂、散剂、粉剂适用于水疱、糜烂、渗液者，软膏、油膏局部封包适用于脱屑、皲裂、肥厚者。

湿敷、浸泡和熏洗的药液温度以舒适为宜。注意避免烫伤和刺激性强的药物。疗程至少4周。

6.1.2 内治法原则

内治法适用于外治法疗效欠佳、反复发作，或合并有其他不利于本病治愈的系统疾患（如糖尿病、获得性免疫缺陷综合征等）或不愿意接受外治法的患者。疗程至少4周。

6.1.3 外治法联合内治法原则

联合治疗适用于重度、受累面积较大、反复发作，或伴有某些系统疾病（如糖尿病、获得性免疫缺陷综合征等）的患者。

注：将辨病、皮损辨证、病型等多方面相结合以辨证论治。治疗方法分为外治法、内治法和联合治疗法，以外治法为主。

6.2 分型论治[1-7,10-20]

6.2.1 外治法

6.2.1.1 湿热下注证

治法：清热燥湿，解毒杀虫。

推荐方药：

a）苍肤水剂（《赵炳南经验方》）加减（强推荐，证据分级Ⅳ）

组成：苍耳子、地肤子、土槿皮、蛇床子、苦参、百部、枯矾等[1,4,12-14]。

浸泡、湿敷，适用于密集水疱、糜烂、渗液、瘙痒者。

b）枯矾散（《疡医大全》）加减（强推荐，证据分级Ⅳ）

组成：石膏、轻粉、黄丹、枯矾[14-15]。

浸泡或药散扑撒，适用于水疱无糜烂者。

c）10%复方香莲外洗液（强推荐，证据分级Ⅰb）

组成[1,4,6,16]：丁香、藿香、黄连、龙胆草、百部等。

浸泡、湿敷，适用于水疱、糜烂、渗液、瘙痒者。

6.2.1.2 血虚风燥证

治法：养血润燥，祛风止痒。

推荐方药：

a）醋泡方（《朱仁康经验方》）（强推荐，证据分级Ⅰb）

组成：荆芥、防风、红花、地骨皮、皂角、大枫子、明矾、米醋等[17-18]。

浸泡，适用于粗糙、干燥、脱屑、肥厚、皲裂、瘙痒者。

b）醒皮汤（《外科大成》）（弱推荐，证据分级Ⅳ）

组成：荆芥、防风、金银花、皂角刺、蛇床子、贯众、芫花、白鲜皮、鹤虱草、苦参[2]。

浸泡，适用于肥厚和皲裂者。

c）复方透骨草溶液（强推荐，证据分级Ⅰb）

组成[19]：透骨草、花椒、明矾、皂荚、木鳖子、米醋。

浸泡、湿敷，适用于粗糙、干燥、脱屑、瘙痒、无皲裂者。

6.2.2 内治法

6.2.2.1 湿热下注证

治法：清热燥湿，解毒杀虫。

推荐方药：

a）五神汤（《外科真诠》）加减（弱推荐，证据分级Ⅳ）

组成：金银花、地丁、黄柏、泽泻、茯苓、车前子、牛膝、生薏苡仁等[1-4]。

适用于湿热夹瘀者。

b）萆薢渗湿汤（《疡科心得集》）加减（弱推荐，证据分级Ⅳ）

组成：萆薢、薏苡仁、赤小豆、苍术、土茯苓、黄柏、牡丹皮、泽泻、滑石、通草等[2,4,7]。

适用于湿重于热者。热重于湿者加黄连、野菊花。

加减：瘙痒剧烈者加地肤子；便秘者加大黄，便溏者加白扁豆、砂仁等。

6.2.2.2 血虚风燥证

治法：养血润燥，祛风止痒。

推荐方药：

当归饮子（《疡医大全》）加减（弱推荐，证据分级Ⅳ）

组成：当归、生地黄、白芍、川芎、制何首乌、荆芥、防风、刺蒺藜、黄芪、甘草[1-4]。

加减：痒甚者加僵蚕，肥厚重者加威灵仙。

6.2.3 中成药

a）推荐外用中成药

黄连膏（弱推荐，证据分级Ⅳ）、消炎癣湿药膏（弱推荐，证据分级Ⅳ）适用于湿热下注证，润肌膏[1,4]（弱推荐，证据分级Ⅳ）、复方土槿皮酊（弱推荐，证据分级Ⅳ）、复方土荆皮凝胶[3,20]（弱推荐，证据分级Ⅳ）适用于血虚风燥证。

　　b）推荐内服中成药

湿热下注证可选用四妙丸（强推荐，证据分级Ⅳ）、龙胆泻肝丸[1,4]（弱推荐，证据分级Ⅳ）；血虚风燥证可选用润燥止痒胶囊（弱推荐，证据分级Ⅳ）、当归丸[1,4]（弱推荐，证据分级Ⅳ）。

7　预防与调护[1-4,7-9]

　　a）不与他人共用日常生活物品，如洗脚盆、鞋袜、浴巾、指甲刀。

　　b）保持住所通风、干燥、防潮，避免长期将足浸泡在污水等不洁液体中，洗浴后应及时擦干趾间，穿透气性好的鞋袜并经常洗涤、暴晒，保持鞋袜干净；穿预防性鞋垫、袜子。

　　c）患病后应及时治疗，患病用过的浴盆、浴巾、鞋袜等宜用沸水烫过或阳光暴晒后再用。

　　d）患癣病的家庭成员、家庭宠物需要同时治疗。

　　e）积极治疗其他部位的癣病。

　　f）积极治疗糖尿病。

附录 A

（规范性附录）

药物使用说明及注意事项

A.1 药物使用说明

治疗中所有涉及的药物剂量参照《中华人民共和国药典（2015 版）》《现代中药学大辞典》《实用中药辞典》规定的用量；外用湿敷、浸泡和熏洗的方药，在使用时将中药以布袋包好，加水 3000mL，煮沸 20 分钟后，待温或冷却后，湿敷或浸泡患足，每次 20～30 分钟，每天 1～2 次；散剂、酊剂、凝胶、膏剂直接涂抹患处；内服方药使用时，将药用水煎成溶液 200～250mL，饭后 1 小时服用，每天 2 次；或遵医嘱。

A.2 注意事项

由于部分方药没有查到相关表明其对于孕妇和未成年人不良反应的资料，故对于上述人群宜权衡利弊后酌情使用。使用前请咨询医师或药师。

参 考 文 献

[1] 禤国维，范瑞强．中医皮肤性病科治法锦囊［M］．广东：广东科技出版社，2005：120 - 123.

[2] 杨志波，范瑞强，邓丙戌．中医皮肤性病学［M］．北京：科学技术文献出版社，2010：75 - 77.

[3] 李曰庆．中医外科学［M］．北京：中国中医药出版社，2012：161 - 162.

[4] 范瑞强，邓丙戌，杨志波．中医皮肤性病学（临床版）［M］．北京：科学技术文献出版社，2010：187 - 189.

[5] 吴谦．《医宗金鉴》［M］．北京：中国医药科技出版社，2012：323.

[6] 陈达灿，禤国维．皮肤性病科专病中医临床诊治［M］．2 版．北京：人民卫生出版社，2005：28 - 40.

[7] 刘巧．中西医结合皮肤病治疗学［M］．2 版．北京：人民军医出版社，2014：155 - 160.

[8] 张学军，陆洪光，高兴华．皮肤性病学［M］．北京：人民卫生出版社，2013：84 - 86.

[9] 赵辨．中国临床皮肤病学［M］．南京：江苏科学技术出版社，2009：555 - 556.

[10] 中国中西医结合学会皮肤性病专业委员会，中华医学会皮肤性病学分会真菌学组．手癣和足癣诊疗指南（2017 修订版）［J］．中国真菌学杂志，2017，12（12）：321 - 323.

[11] 李苏，房梁柱，范斌．中医外治足癣的研究进展［J］．中国真菌学杂志，2015，10（1）：59 - 61.

[12] 赵炳南，张志礼．简明皮肤病学［M］．北京：中国中医药出版社，2014：134 - 135.

[13] 孙丽蕴，姜春艳．邓丙戌/当代中医皮肤科临床家丛书·第二辑［M］．北京：中国医药科技出版社，2015：87 - 89.

[14] 顾世澄．疡医大全［M］．北京：中国中医药出版社，1994：407.

[15] 邓丙戌．皮肤病中医外治方剂学［M］．北京：中国中医药出版社，2016：182.

[16] 陈信生．中药香莲外用治疗足癣的多中心随机对照研究［J］．时珍国医国药，2015，26（4）：917 - 919.（强推荐，证据分级：Ⅰb，Jadad 评分：4 分）

[17] 中国中医研究院广安门医院．朱仁康临床经验集：皮肤外科·第一辑［M］．北京：人民卫生出版社，2005：298.

[18] 颜志芳，沈冬，盛艺婕，等．醋泡方外用治疗角化型手足癣 120 例的临床观察［J］．中国医刊，2017，52（2）：74 - 78.（强推荐，证据分级：Ⅰb，Jadad 评分：3 分）

[19] 向延卫，李苏，杨连娟．复方透骨草溶液治疗角化过度型足癣临床观察［J］．湖南中医药大学学报，2015，35（7）：38 - 59.（强推荐，证据分级：Ⅰb，Jadad 评分：3 分）

[20] 黄晓．中药外洗联合复方土荆皮凝胶外用治疗角化过度型足癣 56 例疗效观察［J］．中国民族民间医药．2011，15：91.（弱推荐，证据分级：Ⅳ，Jadad 评分：0 分）

ICS 11.120
C 05

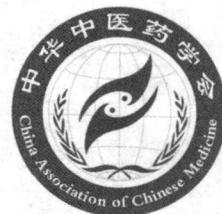

团 体 标 准

T/CACM 1305—2019
代替 ZYYXH/T360—2012

中医皮肤科临床诊疗指南
皮 痹

Clinical guidelines for diagnosis and treatment of dermatology in TCM
Systemic scleroderma

2019-01-30 发布

2020-01-01 实施

中华中医药学会 发布

前　言

本指南按照 GB/T 1.1—2009 给出的规则起草。

本指南代替了 ZYYXH/T360 – 2012 风湿病与关节炎，与 ZYYXH/T360 – 2012 相比主要技术变化如下：

——修改了范围（见 1, 2012 年版的 1）。

——增加了使用对象（见 1）。

——修改了皮痹的定义（见 2, 2012 年版的 2）。

——增加了病因病机（见 3）。

——修改了皮痹的临床表现（见 4.1, 2012 年版的 3.1）。

——修改了皮痹的实验室检查（见 4.2.2, 2012 年版的 3.2.2 ~ 3.2.4）。

——修改了皮痹的鉴别诊断（见 4.3, 2012 年版的 3.3）。

——修改了辨证中的风寒湿痹证（见 5.1, 2012 年版的 4.1）。

——删除了辨证中证候描述的疾病分期（见 5.1 ~ 5.4, 2012 年版的 4.1 ~ 4.4）。

——修改了皮痹的治疗原则（见 6.1, 2012 年版的 5.1）。

——修改了分证论治中风寒湿痹证的治法、方药（见 6.2.1, 2012 年版的 5.2.1）。

——修改了分证论治中气滞血瘀证的方药（见 6.2.2, 2012 年版的 5.1.2）。

——修改了分证论治中脾肾阳虚证的治法、方药（见 6.2.4, 2012 年版的 5.2.4）。

——增加了治疗中的中成药（见 6.3）。

——修改了中医特色治疗（见 6.4, 2012 年版的 5.3）。

——增加了预防与调护（见 7）。

本指南由中华中医药学会提出并归口。

本指南主要起草单位：陕西省中医医院。

本指南参加起草单位：广东省中医院、湖南中医药大学第二附属医院、上海中医药大学附属岳阳中西医结合医院、海南省皮肤病医院、武汉市中西医结合医院、重庆市中医院、新疆医科大学附属中医医院、北京中医药大学东方医院、北京市中医医院、黑龙江中医药大学附属第一医院、福建省第二人民医院。

本指南的主要起草人：闫小宁、杨志波、李斌、段逸群、刘巧、周小勇、刁庆春、李元文、杨素清、周冬梅、黄宁、韩世荣、李文彬、赵一丁、陈璐。

本指南于 2012 年 8 月首次发布，2017 年 10 月第一次修订。

引　言

皮痹是一种累及皮肤和内脏系统的难治性结缔组织病，表现为皮肤肿胀、硬化、萎缩，病程长，累及内脏者预后较差，本病以其难治、进行性加重及并发症多的特点，成为了危害人类健康和生命的常见结缔组织病之一。中医学对本病认识独特，在提高疗效、减轻西医毒副作用、改善预后等方面均具有明显的优势，但中医流派众多，各地区的治疗手段多种多样，各地医疗机构所采用的治疗方法不尽相同，疗效各异。2012 年中华中医药学会颁布《皮痹》指南，对本病的诊断、辨证论治进行了规定，因其临床指导作用有待提高，故于 2015 年开展工作对本指南进行修订，目的在于完善本病的辨证论治体系，建立规范的证候诊断标准，推荐有循证医学证据的皮痹中医药诊断与治疗方法，从而指导临床医生、护理人员规范使用中医药进行实践活动，加强对皮痹患者的管理，提高本病的临床疗效。

本指南在中华中医药学会中医临床诊疗指南制修订专家总指导组和皮肤科专家指导组的指导、监督下，先后开展了证据的收集和筛选评价、专家问卷调查、专家论证会、征求意见、专家函审、方法学质量评价、临床一致性评价等工作，并在专家指导组和项目工作组多次系统分析研究的基础上，最终完成了本指南的修订，故本指南具有很强的实用性、科学性、规范性和推广性，易于各级医疗机构相关领域临床医师掌握。

中医皮肤科临床诊疗指南 皮 痹

1 范围

本指南提出了皮痹的诊断、辨证、治疗、预防和调护。

本指南适用于皮痹的诊断与治疗。

本指南适合中医皮肤科、中医外科、中医痹证科等相关临床医师使用。

2 术语和定义

下列术语和定义适用于本指南。

2.1

皮痹 Systemic scleroderma

相当于西医学的系统性硬皮病,是一种以局限性或弥漫性皮肤及内脏器官结缔组织纤维化或硬化,最后发展至萎缩为特点的疾病。

硬皮病在中医学中并没有相应病名,根据硬皮病的临床表现,一般将其归为中医"痹证"的范畴。

3 病因病机

3.1 中医病因病机

中医学将皮痹的病因病机概括为营卫不和,气血不通,进则累及脏腑,脏腑失调,阳气虚衰,产生痰凝水聚、瘀血阻滞等病理因素。本病初起病邪在表,以阳虚寒凝为主,邪留日久阻碍气机,血流不畅,经络不通,渐使肺、脾、肾受累,阳损及阴,可成气血双亏、脏腑虚衰之证。

3.2 西医病因及发病机制

本病病因及发病机制尚不清楚,其发病过程与免疫系统异常、胶原合成异常、血管结构及功能异常有关。一般认为,全身性血管收缩和血管痉挛导致组织缺血、坏死可引发细胞免疫,使致敏淋巴细胞激活成纤维细胞,从而产生皮肤、组织及器官的纤维化。

4 诊断

4.1 临床表现[1-5]

4.1.1 前驱症状

部分患者伴有雷诺现象,亦可出现关节痛、神经痛、不规则发热、气短咳嗽、食欲减退、吞咽困难、体重下降等。

4.1.2 皮肤症状

发病常自手足和面部开始,逐渐扩展至四肢、躯干,皮损逐渐扩大,波及全身皮肤及内脏器官。临床上皮肤病变可分为水肿期、硬化期、萎缩期。

水肿期:皮肤紧张变厚,皮纹消失,肤色苍白或淡黄,皮温偏低,呈非凹陷性水肿。

硬化期:皮肤发亮、紧绷,灰黄色似蜡样,可有色素异常。皮肤因与皮下组织粘连而不能捏起。面部表情丧失呈假面具样,鼻尖似鹰嘴,口唇变薄且收缩而呈放射状沟纹,口裂狭小。指关节活动受限可呈爪状手,肘膝关节可屈曲挛缩。颈、背、胸部皮肤受累可有紧束感。

萎缩期:皮肤萎缩、变薄呈羊皮纸样。皮下组织、肌肉均可萎缩,甚至皮肤紧贴于骨骼,形成木板样硬斑,损害处毳毛可脱落,出汗减少,皮脂缺乏。指、趾端及关节处易发生顽固性溃疡,少数病例可出现毛细血管扩张。

4.1.3 系统症状

本病常伴有内脏器官损害,如肺、心、肾、食管、骨、关节的受损,可出现呼吸困难、胸闷、心悸、蛋白尿或血尿、吞咽困难、关节痛和关节炎等。

4.1.4 CREST 综合征

患者出现肢端硬化、皮肤钙质沉着、雷诺现象、食管蠕动功能异常、毛细血管扩张等症状。

4.2 辅助检查[1-5]

4.2.1 组织病理学检查

纤维化和微血管闭塞是本病受累组织和器官的特征性改变。早期真皮间质水肿、胶原纤维肿胀、胶原纤维间和真皮上层小血管周围有淋巴细胞浸润。以后真皮和皮下组织胶原纤维增生，真皮明显增厚，血管壁增厚、管壁狭窄甚至闭塞。晚期出现萎缩性改变，表皮变薄，皮肤附属器及皮脂腺萎缩，汗腺减少，真皮深层和皮下组织可见钙盐沉着。

4.2.2 实验室检查

血清抗核抗体阳性率达 90% 以上，20% ~ 40% 患者血清抗 Scl – 70 抗体阳性，亦可出现抗 U1RNP 抗体阳性、类风湿因子（RF）阳性；CREST 综合征患者中 50% ~90% 抗着丝点抗体阳性；因消化道溃疡、吸收不良、肾脏受累出现贫血、尿蛋白异常等；血沉正常或轻度增高。

本病部分患者可出现食管下端蠕动减缓甚至狭窄达 85% 以上、肺部纤维化、骨质疏松、关节间隙狭窄、硬化、骨萎缩等，可通过影像学检查辅助诊断。

4.3 鉴别诊断[1-5]

需与本病鉴别的疾病包括雷诺病、成人硬肿病、硬化性黏液水肿、嗜酸性筋膜炎、肢端骨质溶解症等。

4.3.1 雷诺病

雷诺病有肢端苍白、青紫、疼痛等症状，少有皮肤硬化及内脏损害。

4.3.2 成人硬肿病

皮肤肿胀发硬如木质样，发病自颈部开始，手足很少受累，无雷诺现象及系统病变，有自愈倾向。

4.3.3 硬化性黏液水肿

皮肤弥漫性浸润肥厚，呈硬皮病样改变，但能活动和捏起，可见丘疹或斑块。

4.3.4 嗜酸性筋膜炎

初起皮肤弥漫性水肿，继而硬化，可伴有红斑或色素沉着，好发于四肢，面部及指（趾）很少累及，血嗜酸性粒细胞显著增高。

4.3.5 肢端骨质溶解症

本病发生在聚乙烯制造业中接触氯化乙烯单体者，具有三联临床症状：雷诺现象、硬皮病样皮损和骨的溶解性损害，脱离接触后皮损可消退，手部 X 射线检查显示手远侧指骨中心溶解性损害。

5 辨证[1,4-8]

5.1 风寒湿痹证

风寒湿痹证表现为肢端青紫、苍白，遇寒加剧，皮纹消失，紧张变厚，呈非凹陷性水肿，皮色苍白或黄褐，皮温较低，皮损处感觉刺痛或麻木，或伴骨节疼痛，无汗；舌质淡、苔薄白，脉濡。

5.2 气滞血瘀证

气滞血瘀证表现为皮肤变硬，有蜡样光泽，捏起困难，色素异常或有毛细血管扩张，肌肤甲错，毛发干枯脱落，面部表情呆板，眼睑、口唇青紫而薄，张口受限，胸部紧束感，手指屈伸困难，关节活动不利；妇女月经量少有血块或闭经，或有血尿，或有胸闷，或皮下有包块、结节；舌质紫黯或有瘀点、瘀斑，舌下静脉迂曲扩张，脉涩或细涩。

5.3 肺脾气虚证

肺脾气虚证表现为肤如皮革，干燥，甚则皮肤萎缩，皮纹消失，毛发脱落；伴疲倦乏力，气短懒言，体重减轻，纳差，便溏；舌胖淡嫩，边有齿印，苔薄白，脉细弱或沉缓无力。

5.4 脾肾阳虚证

脾肾阳虚证表现为皮肤菲薄如羊皮纸状，紧贴于骨；面色晦暗无光，表情淡漠，呈假面具样，鼻准尖突如削、唇薄色淡、周围放射状沟纹、齿龈外露、松弛易落，眼睑不合，手如鸟爪，骨节隆起，或有溃疡，关节强直、活动困难，胸部皮肤坚硬、状如披甲、呼吸受限；常伴畏寒肢凉，纳呆，吞咽不畅，便溏，心悸气短，头昏目眩，腰酸肢软，神疲劳倦。月经不调，阳痿遗精，性欲减退或消失；舌淡胖或有齿痕，苔薄，脉沉细无力或沉紧或迟缓。

6 治疗

6.1 治疗原则

皮痹的中医治疗主要贯穿两大原则，即扶正和祛邪，扶正以益气养血、温补脾肾为主，祛邪以祛风散寒除湿、活血化痰通络为主。治法有补气温肾、活血化瘀，酌选祛风化湿、温经散寒、理气疏肝、祛痰化湿、软坚散结、清热解毒、搜风通络等。同时可配合中药熏蒸、中药热敷、针灸、理疗等综合治疗。本病需长期用药，难短期见效，临床上应早诊断、早治疗、坚持治疗。注意去除感染病灶，保暖，避免物理和精神刺激，加强营养。

皮痹的西医治疗尚无特效药物治疗，皮肤受累范围和病变程度为诊断和评估预后的重要依据，而重要脏器累及的广泛性和严重程度决定它的预后，早期治疗的目的在于阻止新的皮肤和脏器受累，而晚期治疗的目的在于改善已有的症状。治疗主要以抑制免疫、抑制胶原合成、扩张血管为原则，常用糖皮质激素、免疫抑制剂、血管扩张药等。

6.2 分证论治

6.2.1 风寒湿痹证

治法：祛风散寒，温经通络。

推荐方药一：独活寄生汤（唐·孙思邈《备急千金要方》）加减[1,5,9]（推荐级别：C）。

常用药：独活、寄生、防风、细辛、苍术、白芷、川芎、杜仲、牛膝、秦艽、茯苓、桂心、当归、白芍、干地黄、人参、甘草。

推荐方药二：当归四逆汤（东汉·张仲景《伤寒论》）加减[4,10]（推荐级别：D）。

常用药：当归、桂枝、芍药、细辛、通草、甘草、大枣。

6.2.2 气滞血瘀证

治法：活血软坚，化瘀通络。

推荐方药一：血府逐瘀汤（清·王清任《医林改错》）加减[1]（推荐级别：D）。

常用药：生地黄、熟地黄、鸡血藤、黄芪、当归、赤芍、川芎、桃仁、红花、三棱、莪术、香附、枳壳、穿山甲。

推荐方药二：桃红四物汤（清·吴谦《医宗金鉴》）加减[4-5]（推荐级别：D）。

常用药：桃仁、红花、当归、赤芍、生地黄、丹参、桂枝、三棱、莪术、鸡血藤、八月札、益母草。

加减：气滞明显，加郁金；伴血虚者，加阿胶、制何首乌。

若情绪易于激动，舌红，脉弦数，肝郁化火者，合丹栀逍遥散加减。常用药：白术、柴胡、当归、茯苓、甘草、牡丹皮、山栀、芍药[1]（推荐级别：E）。

若情绪抑郁、失眠多梦、善太息，舌淡苔白腻，脉弦滑，肝郁气滞者，合柴胡疏肝散（明·张景岳《景岳全书》）加减。常用药：陈皮、柴胡、川芎、香附、枳壳、芍药、甘草[1]（推荐级别：E）。

若身痛肌痛，肌肤顽厚，或麻木不仁，头晕头重，面部表情固定，或胸闷咳嗽，或肌肤甲错，指甲凹陷，舌暗苔白腻，脉沉涩或沉滑，属痰瘀阻络证者，用二陈汤[11]（宋·《太平惠民和剂局方》）

合海藻玉壶汤（明·陈实功《外科正宗》）加减。常用药：半夏、橘红、茯苓、海藻、贝母、昆布、牡丹皮、川芎、当归、连翘[1]（推荐级别：E）。

若吞咽不利或吞咽困难，饮水呛咳，反酸呃逆，属胃失和降、胃气上逆者，用旋覆代赭汤（东汉·张仲景《伤寒论》）合调胃承气汤加减。常用药：旋覆花、半夏、甘草、人参、代赭石、生姜、大枣[1]（推荐级别：E）。

6.2.3 肺脾气虚证

治法：健脾益肺，活血通络。

推荐方药：参苓白术散（宋·《太平惠民和剂局方》）加减[1,7]（推荐级别：D）。

常用药：党参、白术、茯苓、白扁豆、桔梗、莲子、砂仁、山药、薏苡仁、甘草、黄芪、大枣、桂枝。

加减：咳嗽、胸闷、气促、痰湿壅肺者，加橘络、浙贝母、百部、紫菀；兼有痰热盛症状，加黄连、黄芩、瓜蒌、半夏。

若神疲乏力、心悸气短、头昏肢凉症状明显，属气血两虚证者，用十全大补汤（宋·《太平惠民和剂局方》）加减。常用药：党参、白术、茯苓、熟地黄、白芍、当归、川芎、黄芪、肉桂、甘草。

6.2.4 脾肾阳虚证

治法：健脾益气，温肾助阳。

推荐方药一：右归丸（明·张景岳《景岳全书》）合阳和汤（清·王维德《外科证治全生集》）加减[1,5]（推荐级别：D）。

常用药：熟地黄、附子、肉桂、鹿角胶、杜仲、白芥子、麻黄、仙茅、肉苁蓉、丹参、赤芍、鸡血藤、黄芪、白术、茯苓。

推荐方药二：四君子汤合当归补血汤加减[4,12]（推荐级别：D）。

常用药：党参、茯苓、白术、黄芪、当归、熟地黄、仙茅、麻黄、附子、白芥子等。

加减：腰膝酸软者，加炙狗脊、续断；纳呆者，加山楂、鸡内金、焦神曲；腹胀便溏者，加木香、山药、炮姜、砂仁；大便干结者，加何首乌、全瓜蒌、肉苁蓉；阳痿遗精者，加巴戟天、菟丝子、五味子；月经紊乱者，加益母草、红花、川芎。

6.3 中成药

6.3.1 辨证用药

五痹胶囊（土茯苓、威灵仙、薏苡仁、全蝎、蜈蚣、当归、三七、水蛭、黄芪、熟地黄、淫羊藿），口服，每服剂量：每次5粒，每日3次。适用于气滞血瘀证者[13]（推荐级别：C）。

补肺清淤颗粒（党参、黄芪、山药、丹参、牡丹皮、桑白皮、桃仁、五味子、凌霄花、露蜂房），口服，每服剂量：每次1袋，每日3次。适用于肺脾气虚证兼气滞血瘀证[14-15]（推荐级别：C）。

辨证属气滞血瘀证者，还可选用丹参注射液、红花注射液等；脾肾阳虚证者，还可选用右归丸、附桂八味丸、金鹿丸、十全大补丸、参麦注射液等[4]（推荐级别：D）。

6.3.2 辨病用药

积雪苷片（伞形科积雪草属植物积雪草提取物），口服，每服剂量：每次18mg，每日3次[16]（推荐级别：D）。

雷公藤多苷（雷公藤提取物），口服，每服剂量：0.3~0.5mg/kg，每日3次[17]（推荐级别：D）。

6.4 中医特色治疗

6.4.1 针灸联合中药热敷疗法

推荐方案：采用整体辨证取穴与病变局部取穴相结合。主穴：曲池、合谷、足三里、血海、阳陵泉、外关、阿是穴，配穴：风寒湿痹证可加大椎、肺俞，气滞血瘀证可加气海、膈俞、内关，肺脾气虚证可加气海、肺俞、脾俞，脾肾阳虚证可加肾俞、脾俞、关元，每次留针 30 分钟，隔日 1 次。配合选用温经散寒、活血通络类药物，如附子、独活、川乌、木通、红花、透骨草、艾叶等，药包淋水或调醋蒸 20 分钟后作用于患处，每天 2 次，每次 30 分钟，适用于各证型的皮损局部[18]（推荐级别：C）。

脾肺气虚证、脾肾阳虚证可配合温针灸、艾条回旋灸及悬起灸对患者皮损部位进行艾灸，以灸后局部皮肤潮红为度，每穴三炷，每次 30 分钟，每日或隔日 1 次[19]（推荐级别：D）。

6.4.2 中药熏蒸

推荐方案：可选用温经通络类药物，如黄芪、丹参、伸筋草、威灵仙、马鞭草、鸡血藤、桃仁、红花、川芎等，水煎，每次 100mL，隔日熏蒸 1 次，适用于辨证属风寒湿痹证、气滞血瘀证者[20]（推荐级别：C）。

7 预防和调护[4,5]

a）早期诊断，及时治疗，由于本病早期自觉症状轻微，易被医患双方忽视，医患双方均应高度重视。

b）避免精神刺激和过度紧张，树立战胜疾病的信心。

c）注意保暖，避免受寒，忌食寒凉性食物，防止病损处外伤。

d）饮食营养丰富、均衡，多食用高蛋白食物及新鲜水果蔬菜，忌烟。

参 考 文 献

[1] 中华中医药学会. 皮痹 [J]. 风湿病与关节炎, 2012, 1 (4): 75 – 76.

[2] 中华医学会风湿病学分会. 系统性硬化病诊治指南 [J]. 中华风湿病学杂志, 2004, 8 (6): 377 – 379.

[3] 赵辨. 中国临床皮肤病学 [M]. 南京: 江苏科学技术出版社, 2010: 814 – 822.

[4] 谭新华, 何清湖. 中医外科学 [M]. 北京: 人民卫生出版社, 2011: 864 – 869.

[5] 李曰庆, 何清湖. 中医外科学 [M]. 北京: 中国中医药出版社, 2008: 209 – 211.

[6] 李颖. 浅谈中医治疗硬皮病的思路 [J]. 中国中医药现代远程教育, 2011, 9 (18): 113 – 115.

[7] 蔡念宁. 硬皮病辨治经验概述 [J]. 中国中西医结合皮肤性病学杂志, 2009, 8 (6): 384 – 386.

[8] 张林. 中医辨证分型论治硬皮病体会 [J]. 四川中医, 2005, 23 (1): 66 – 67.

[9] 张晶. 中医多种疗法治疗局限性硬皮病患者临床研究 [J]. 辽宁中医药大学学报, 2011, 13 (5): 190 – 191. (证据分级: Ⅱ, Jadad 评分: 4 分)

[10] 方思远. 当归四逆汤治疗硬皮病 15 例 [J]. 广州医药, 2003, 34 (4): 66 – 68. (证据分级: Ⅲ, MINORS 评分: 13 分)

[11] 魏璐, 杨德才. 杨德才教授从痰论治系统性硬化症临床经验 [J]. 风湿病与关节炎, 2014, 3 (11): 47 – 49.

[12] 符小艳, 彭静, 许志远. 硬皮病 1 号方治疗系统性硬化病 37 例临床观察 [J]. 四川中医, 2012, 30 (2): 98 – 99. (证据分级: Ⅲ, MINORS 评分: 13 分)

[13] 李学增, 李桂, 王晓军, 等. 五痹胶囊治疗系统性硬皮病 33 例临床研究 [J]. 中医杂志, 2006, 47 (11): 836 – 838. (证据分级: Ⅱ, Jadad 评分: 3 分)

[14] 钱先. 从肺论治——补肺清瘀法促进硬皮病皮肤软化的研究 [D]. 南京: 南京中医药大学, 2007.

[15] 汤倩倩, 徐晶, 黄安, 等. 中药治疗硬皮病效果的系统评价 [J]. 中医研究, 2015, 28 (7): 68 – 72. (证据分级: Ⅰ, AMSTAR 评分: 6 分)

[16] 谭校, 白玉双, 王海, 等. 积雪苷联合激素免疫抑制剂治疗系统性硬化症 45 例 [J]. 中华实用诊断与治疗杂志, 2010, 23 (8): 806 – 807. (证据分级: Ⅲ, MINORS 评分: 13 分)

[17] 苏立德, 颜纪贤. 雷公藤多苷治疗系统性硬皮病临床观察 [J]. 中国中西医结合杂志, 1994, 14 (4): 234 – 235. (证据分级: Ⅲ, MINORS 评分: 13 分)

[18] 闫小宁, 张建荣, 张彩晴, 等. 针刺、艾灸结合中药热敷治疗硬皮病疗效观察 [J]. 中国针灸, 2013, 33 (5): 403 – 406. (证据分级: Ⅱ, Jadad 评分: 6 分)

[19] 果乃华. 针灸加火罐治疗局限性硬皮病 21 例 [J]. 航空航天医药, 2005, 16 (3): 28. (证据分级: Ⅲ, MINORS 评分: 13 分)

[20] 陈冬冬, 屠文震, 张凌. 益气活血方熏蒸法与口服法治疗系统性硬皮病疗效比较 [J]. 中国中西医结合皮肤性病学杂志, 2009, 8 (2): 79 – 80. (证据分级: Ⅱ, Jadad 评分: 3 分)

ICS 11. 120
C 05

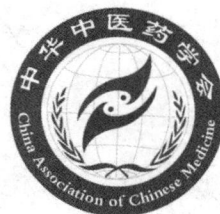

团 体 标 准

T/CACM 1306—2019

中医皮肤科临床诊疗指南
四弯风

Clinical guidelines for diagnosis and treatment of dermatology in TCM
The wind of four fossae

2019-01-30 发布

2020-01-01 实施

中华中医药学会 发布

前　言

本指南按照 GB/T 1.1—2009 给出的规则起草。

本指南由中华中医药学会提出并归口。

本指南主要起草单位：陕西省中医医院。

本指南参加起草单位：广东省中医院、湖南中医药大学第二附属医院、上海中医药大学附属岳阳中西医结合医院、海南省皮肤病医院、武汉市中西医结合医院、重庆市中医院、北京市中医医院、新疆医科大学附属中医医院、北京市中医医院、北京中医药大学东方医院、中国中医科学院西苑医院、浙江省中医院、福建省第二人民医院。

本指南的主要起草人：闫小宁、杨志波、范瑞强、李斌、段逸群、刘巧、刁庆春、李元文、刘红霞、周冬梅、黄尧洲、黄宁、李文彬、赵一丁。

引　言

　　四弯风是一种慢性、复发性、瘙痒性、炎症性皮肤病，初发于婴儿期，呈慢性经过，部分患者病情可以迁延到成年，多项流行病学研究显示本病已成为世界范围内的常见疾病，呈现低龄化发展趋势。中医药治疗本病在减缓皮损和瘙痒、控制复发等方面均具有独特的优势，并且安全性好，从整体上调节患者体质，改善睡眠和饮食状态，缓解精神焦虑，提高患者及其家庭成员的生活质量。虽然中医药治疗四弯风的方法众多，但这些方法多自成体系，缺乏规范化、统一化的辨证标准体系。制定本指南的主要目的在于完善本病辨证论治体系，建立规范的证候诊断标准，推荐有循证医学证据的四弯风的中医药诊断与治疗方法，指导临床医生、护理人员规范使用中医药进行实践活动；加强对四弯风患者的管理；提高患者及其家庭成员对四弯风防治知识的知晓率，提高本病的临床疗效。

　　本指南在中华中医药学会中医临床诊疗指南制修订专家总指导组和皮肤科专家指导组的指导、监督下，先后开展了证据的收集和筛选评价、专家问卷调查、专家论证会、征求意见、专家函审、方法学质量评价、临床一致性评价等工作，并在专家指导组和项目工作组多次系统分析研究的基础上，最终完成了本指南的修订，本指南具有很强的实用性、科学性、规范性和推广性，易于各级医疗机构相关领域临床医师掌握。

中医皮肤科临床诊疗指南　四弯风

1　范围

本指南提出了四弯风的诊断、辨证、治疗和调护建议。

本指南适用于各年龄段四弯风的诊断和防治。

本指南适合中医皮肤科、中医儿科、中医外科等相关临床科室医师使用。

2　术语和定义

下列术语和定义适用于本指南。

2.1

四弯风　The wind of four fossae

是一种发生于双侧腘窝、肘窝等处的慢性、瘙痒性皮肤病，以湿疹样皮疹、剧烈瘙痒、反复发作为主要特征，常初发于婴儿期，呈慢性经过，部分患者病情可以迁延到成年，相当于西医学的特应性皮炎。

3　病因病机

3.1　中医病因病机

中医学认为本病由先天禀赋不足，胎毒遗热，热郁肌肤而致；或由后天饮食不节、喂养失当导致脾失健运，复感风、湿、热、毒，邪毒蕴结肌肤而致；反复发作、迁延日久或后天情志内伤，可致脾虚，气血生化乏源，阴血、元气耗伤，则血虚风燥，肌肤失养，亦可出现脏腑功能紊乱，气血阴阳失调，肌肤脉络瘀阻，气血瘀滞等寒热虚实错杂之证。

3.2　西医病因及发病机制

本病病因及发病机制尚不清楚，一般认为与遗传、环境、生物等因素关系密切，在一定遗传背景和（或）环境因素作用下，造成机体皮肤屏障功能障碍或直接引起机体的异常免疫反应，导致变应性或非变应性炎症反应。

4　诊断

4.1　临床表现[1-6]

4.1.1　主要特征

慢性、瘙痒性、复发性皮炎在婴儿、儿童期主要分布于面及四肢伸屈侧，表现为炎性、渗出性、湿疹样皮损，青少年后主要分布于四肢屈侧及（或）伸侧，表现为苔藓化及皮肤干燥，可伴有个人或家族特应性疾病史（哮喘、过敏性鼻炎和特应性皮炎）。

4.1.2　其他特征

本病可伴有以下特征：

a）遗传相关：早年发病、干皮症、鱼鳞病、掌纹症。

b）免疫异常相关：过敏性结膜炎、食物敏感、外周血嗜酸性粒细胞增高、血清 IgE 增高、I 型皮试反应。

c）免疫缺陷相关：皮肤感染倾向（金黄色葡萄球菌和单纯疱疹）。

d）生理及/或药理学异常相关：面部苍白、白色划痕、乙酰胆碱延迟发白、毛周隆起、非特异性手足皮炎、眶周黑晕等。

4.2　实验室检查[2-6]

本病40%～60%患者可出现外周血液中嗜酸性粒细胞增多，部分重症患者可出现血清总IgE升高或特异性IgE升高，部分患者存在明显异种蛋白过敏，可通过皮内试验、皮肤点刺试验、斑贴试验及血清总 IgE、特异性 IgE 检测等协助诊断。

4.3 鉴别诊断[2-6]

4.3.1 湿疮

皮肤损害与四弯风区别不大，但无一定发病部位，家族中常无"特应性"病史。

4.3.2 面游风

面游风常见于婴儿，头皮局部或全部被有灰黄色或棕黄色油腻状鳞屑，亦可累及眉区、鼻唇沟、耳后等处，需与四弯风婴儿期鉴别。

4.3.3 牛皮癣

牛皮癣常见于青中年，好发于经常搔抓或摩擦部位，以扁平或多角形丘疹、皮肤肥厚、皮沟加深、皮嵴隆起、状如苔藓为主要特征。

4.3.4 蛇皮癣

蛇皮癣皮肤如蛇皮状，干燥粗糙，伴有糠皮状鳞屑，呈菱形或多角形，形如鱼鳞附着于皮肤之上，轻度瘙痒。

5 辨证[3-8]

5.1 湿热蕴毒证

急性起病，面部红斑、丘疹、脱屑或头皮黄色痂皮，糜烂、渗液黏稠，可蔓延到躯干和四肢，瘙痒剧烈，哭闹不安；可伴大便干结，小便短赤；舌质红，苔薄黄，脉数或浮数，指纹呈紫红色，可达气关。

5.2 心火脾虚证

面部、颈部、肘窝、腘窝或躯干等部位反复发作的红斑、水肿，或丘疱疹、水疱，或有渗液，瘙痒明显；可伴心烦口渴，夜寐不安，纳呆，大便黏腻或干；舌尖红，苔黄，脉数或滑数，指纹色红。

5.3 脾虚湿蕴证

经久不愈，肘窝、腘窝、颈前、小腿伸侧等部位红斑色淡、散在丘疹、丘疱疹，或有糜烂，渗液清稀，瘙痒剧烈；可伴倦怠乏力，面色萎黄，食欲不振，腹胀便溏；舌质淡红，或边有齿痕，苔白腻，脉缓或细，指纹色淡。

5.4 血虚风燥证

经久不愈，肘窝、腘窝、颈前皮肤干燥肥厚、苔藓样变，也可发生于躯干、面部、手足等处，皮肤色暗或色素沉着，抓痕，瘙痒剧烈，部分患者可见痒疹样皮疹；可伴面色苍白，形体偏瘦，夜寐不安，大便干；舌质淡红或舌质红少津，苔少，脉弦细或沉弦。

6 治疗

6.1 治疗原则

目前对本病的治疗只能达到缓解或近期临床痊愈，尚无明确的治疗方法能防止复发。因本病较少伴发内脏及系统损害，且随年龄增长有减轻趋势，故治疗应以安全、不良反应少为基本原则，以消除诱发和/或加重因素，减少和预防复发，提高患者的生活质量为目的，本着标本兼顾，整体与局部、内治与外治相结合的原则。

6.2 分证论治

6.2.1 湿热毒蕴证

治法：清热泻火、解毒化湿。

主方：三心导赤饮[3,6]（《徐宜厚经验集》）（推荐级别：D级）。

常用药：连翘心、山栀心、莲子心、灯心草、玄参、生地黄、淡竹叶、甘草等。

加减：面部红斑明显酌加白茅根、水牛角（先煎），渗液明显酌加黄芩、黄柏、赤小豆，瘙痒明显酌加白鲜皮，大便干结酌加火麻仁、莱菔子，哭闹不安酌加钩藤、牡蛎，食欲不振加山楂、鸡内金，药物用量可参照年龄和体质量酌情增减。

6.2.2 心火脾虚证

治法：清心培土、利湿止痒。

主方：培土清心方（广东省中医院陈达灿教授经验方）加减[3,9]（推荐级别：C级）。

常用药：太子参、连翘、怀山药、灯心草、薏苡仁、淡竹叶、生地黄、甘草等。

加减：皮损鲜红酌加水牛角（先煎）、牡丹皮，渗液明显酌加黄柏、苍术，瘙痒明显酌加苦参、白鲜皮，夜寐不安酌加龙齿（先煎）、珍珠母（先煎），烦躁易怒酌加钩藤、生牡蛎，大便秘结加玄参、火麻仁，药物用量可参照年龄和体质量酌情增减。

6.2.3 脾虚湿蕴证

治法：健脾利湿、祛风止痒。

主方：参苓白术散（《太平惠民和剂局方》）加减[6,10]（推荐级别：C级）。

常用药：白扁豆、白术、茯苓、人参、砂仁、山药、薏苡仁、苍术、当归、炙甘草等。

加减：皮损渗出酌加萆薢、茵陈，纳差酌加鸡内金、谷芽、焦山楂，便溏酌加白术、茯苓，皮损肥厚酌加熟地黄、黄精、女贞子，形寒肢冷等阳虚表现者酌加肉桂、干姜，药物用量可参照年龄和体质量酌情增减。

6.2.4 血虚风燥证

治法：养血滋阴、祛风止痒。

主方：当归饮子（《严氏济生方》）加减[3,6,11]（推荐级别：C级）。

常用药：黄芪、生地黄、熟地黄、白芍、当归、川芎、何首乌、白蒺藜、荆芥、防风等。

加减：皮肤干燥明显酌加沙参、麦冬、石斛，面色苍白酌加黄芪、党参，情绪急躁酌加钩藤、牡蛎（先煎），夜寐不安酌加龙齿（先煎）、珍珠母、百合，药物用量可参照年龄和体质量酌情增减。

6.3 外治法

a）皮损红肿、糜烂渗液者可选用清热解毒、利湿收敛中药，如金银花、黄柏、生地榆、马齿苋等加水煎煮，冷却后取适量冷湿敷；也可选用黄柏洗剂、马齿苋合剂等[3-6,12]（推荐级别：D级）。

b）皮损潮红、丘疹、水疱，无明显渗液者可选用清热利湿中药，如金银花、苦参、白鲜皮、紫草等加水煎煮，冷却后取适量外洗，同时配合5%~10%甘草油、紫草油或青黛油等外搽[3-6]（推荐级别：D级）。

c）皮损干燥、肥厚、脱屑者可外用黄连膏、青黛膏、大枫子膏等，同时配合保湿剂改善皮肤屏障功能[3,6,13]（推荐级别：D级）。

d）中药药浴：可根据皮损特征选用清热利湿或养血祛风止痒中药，药液中亦可加入淀粉、麦片等[6,14]（推荐级别：C级）。

6.4 中成药

6.4.1 口服中成药

6.4.1.1 防风通圣丸（推荐级别：D级）

组成：防风、荆芥穗、薄荷、麻黄、大黄、芒硝、栀子、滑石、桔梗、石膏、川芎、当归、白芍、黄芩、连翘、白术（炒）、甘草。

口服，每服剂量：6g（120丸），每日2次，儿童酌减。适用于心火脾虚证热象明显者[6]。

6.4.1.2 参苓白术颗粒（推荐级别：C级）

组成：人参、茯苓、白术（麸炒）、山药、白扁豆（炒）、莲子、薏苡仁（炒）、砂仁、桔梗、甘草。

温水冲服，每服剂量：1袋，每日3次，儿童酌减。适用于脾虚湿蕴证者[6,15]。

6.4.1.3 启脾丸（推荐级别：D 级）

组成：人参、炒白术、茯苓、甘草、陈皮、山药、莲子（炒）、炒山楂、六神曲（炒）、炒麦芽、泽泻。

口服，每服剂量：20 丸，每日 2~3 次，儿童酌减。适用于脾虚湿蕴证者[6]。

6.4.1.4 润燥止痒胶囊（推荐级别：C 级）

组成：生何首乌、制何首乌、生地黄、桑叶、苦参、红活麻。

口服，每服剂量：4 粒，每日 3 次，儿童酌减。适用于血虚风燥证者[16-17]。

6.4.2 外用中成药

6.4.2.1 复方黄柏液（推荐级别：C 级）

组成：连翘、黄柏、金银花、蒲公英、蜈蚣。

外用，用 6 层纱布浸复方黄柏液（以不滴水为度），冷湿敷皮损，每次 20~30 分钟，每日 2~3 次，适用于各型出现红肿、水疱、糜烂渗液者[18]。

6.4.2.2 青鹏软膏（推荐级别：C 级）

组成：棘豆、亚大黄、铁棒锤、诃子（去核）、毛诃子、余甘子、安息香、宽筋藤、人工麝香。

外用，每次取指尖单位药量，轻轻按摩，以不黏腻为度，每日 2 次，适用于各型出现红斑、丘疹、肥厚、干燥者[19]。

6.5 其他疗法

6.5.1 针刺疗法

推荐方案：主穴：曲池、尺泽、血海、足三里、阴陵泉均取双侧。配穴：食欲不振，加中脘；大便溏，加天枢；大便秘结，加支沟；严重瘙痒，加风池；肿胀、糜烂、渗出明显，加水分；皮肤干燥、脱屑、肥厚，加三阴交；眠差，加安眠；情绪急躁，加太冲[20]（推荐级别：C 级）。

6.5.2 刺络拔罐

推荐方案：主穴：曲池、血海、膈俞、阿是穴。配穴：湿热证配合谷、大椎、阳陵泉，脾虚证配脾俞、足三里，血虚风燥证配足三里、三阴交[21-22]（推荐级别：C 级）。

6.5.3 推拿按摩

急性期基本手法：清天河水，清小肠，揉总筋，运内劳宫，沿两侧膀胱经抚背；缓解期基本手法：补脾经，揉脾俞，揉中脘；配合摩腹、捏脊，按揉足三里。加减：如皮疹鲜红或丘疹、水疱，渗液明显者加水底捞月，揉小天心，清脾经；皮肤干燥、粗糙、增厚或呈苔癣样变者加补胃经，揉板门，按揉三阴交；瘙痒剧烈者，上半身皮疹为主加掐曲池，下半身皮疹为主加按揉三阴交、掐风市；烦躁易怒或口舌生疮者加按、揉、掐、捣小天心，清肝经；便溏、纳呆者加补大肠，揉脐、上推七节骨及揉板门；大便干结者加清大肠，推六腑，揉天枢，下推七节骨。根据年龄、病情轻重，酌情加减推拿次数和操作时间[3,6]（推荐级别：D 级）。

7 预防和调护[5-6,23]

7.1 恢复和保持皮肤屏障功能

7.1.1 清洁皮肤

清洁皮肤可减少继发感染，增加皮肤水合度，同时有利于药物经皮吸收。每日沐浴 1 次或隔日 1 次，沐浴水温 36~38℃、时间 5~10 分钟为宜，最好使用清水，必要时可使用不含皂基、中性或偏酸性（pH 值 5.5~6.0）的清洁产品，浴后用柔软的干毛巾轻拍皮肤使其干燥，禁止反复搓擦以免加重皮肤损伤。亦可使用淀粉浴、麦片浴等。

7.1.2 使用润肤剂

沐浴后及时、正确地使用润肤剂/保湿剂可以减少经皮水份丢失量，改善皮肤瘙痒、干燥症状，以及促进皮肤屏障修复，是主要的辅助治疗手段。润肤剂分为润肤露（乳）、润肤霜及润肤膏三种剂型，应根据气候、皮损部位和特点选择合适的剂型。推荐在沐浴后 3～5 分钟使用润肤剂，每日至少使用 2 次，此外，还应注意润肤剂应为无香料、无色素、低敏配方。

7.2 避免诱发和加重因素

7.2.1 居室环境

居室环境要求凉爽、通风和清洁，湿度以 30%～50% 为宜，用湿拖把和抹布清洁居室，避免屋尘、螨及动物毛等变应原的吸入，建议不要饲养带毛的宠物，尤其是对合并有哮喘和/或过敏性鼻炎的患儿。

7.2.2 喂养方面

目前尚无证据表明母亲在孕期或哺乳期限制饮食对本病有预防作用，早期的母乳喂养可有效降低本病的发生风险，对无法母乳喂养的患儿可根据情况选用普通配方奶、低敏配方奶或游离氨基酸配方奶。对本病患儿添加辅食时，有以下几点建议：

a）辅食添加量：少量开始、缓慢递增。

b）辅食品种：逐一增加，循序渐进。

c）加工方式：蒸煮充分。

d）喂养工具：汤勺要大小合适，尽量避免食物外溢刺激口周皮肤。不能随意限制食物，对明确过敏的食物方可避免食用，以免造成营养不良性疾病。

7.2.3 衣着方面

患儿衣物以纯棉为主，宽松柔软为宜，避免接触羊毛或化纤衣物，不要穿着过紧、过暖的衣物，较同龄儿童略薄为宜。

7.3 合理的生活起居

避免熬夜和精神过度紧张，避免饮酒及进食辛辣、刺激性食物，避免饥饱过度，适当进行体育锻炼，保持大便通畅。

7.4 患者教育

医患双方应建立起良好的关系，医生应告知患者及患儿家长本病的治疗目标是控制病情保障患儿正常生长发育而非"治愈"，使其对疾病性质、治疗方案和疾病转归有清楚的认识，为医患关系的建立及长期治疗管理奠定良好的基础。医生在首次接诊患者时，应对患者的病史、病程、皮损面积和严重程度等进行综合评估，确定中医或中西医结合治疗方案，力争在短期内控制疾病；在随后的随访中医生应当仔细观察患者的病情变化，及时调整治疗方案。患者应当积极配合医生的治疗，并在"衣、食、住、行、洗"各方面注意防护，尽量避免接触诱发疾病加重的因素，应定期复诊和长期随访，学会观察病情变化，及时向医生反馈，不随意停药或减药。如果遇到疗效不佳或病情加重的情况，医生应及时分析原因，采取针对性措施。

参 考 文 献

[1] 清·祁坤. 外科大成 [M]. 上海：科技卫生出版社，1958：198.

[2] 中华医学会皮肤性病学分会免疫学组，特应性皮炎协作研究中心. 中国特应性皮炎诊疗指南（2014 版）[J]. 全科医学临床与教育，2014，12（6）：603 – 606，615.

[3] 中华中医药学会皮肤科专业委员会. 特应性皮炎中医诊疗方案专家共识 [J]. 中国中西医结合皮肤性病学杂志，2013，12（1）：60 – 61.

[4] 谭新华，何清湖. 中医外科学 [M]. 北京：人民卫生出版社，2011：749 – 751.

[5] 李曰庆，何清湖. 中医外科学 [M]. 北京：中国中医药出版社，2008：168 – 172.

[6] 世界卫生组织西太区中医临床实践指南项目组. 特应性皮炎中医临床实践指南 [M]. 北京：中国中医药出版社，2011：24 – 36.

[7] 何丹，林青，王妍. 特应性皮炎的中医辨证及用药规律 [J]. 云南中医学院学报，2009，32（4）：66 – 70.

[8] 林颖，陈达灿，莫秀梅. 特应性皮炎中医证候分类现状与辨证施治疗效的评价 [J]. 中国中西医结合皮肤性病学杂志，2005，4（4）：266 – 271.

[9] 莫秀梅. 培土清心法治疗特应性皮炎的多维临床疗效评价研究 [D]. 广州：广州中医药大学，2012.（证据分级：Ⅱ，Jadad 评分：8 分）

[10] 周海啸. 中医辨证治疗异位性皮炎临床观察 [J]. 中国中医药信息杂志，2000，7（10）：52 – 53.（证据分级：Ⅲ，MINORS 评分：14 分）

[11] 张娟. 中医药治疗异位性皮炎临床研究 [J]. 中医学报，2012，27（170）：897 – 898.（证据分级：Ⅱ，Jadad 评分：3 分）

[12] 吴卿，阮红石，赵巍，等. 中医外治法治疗特应性皮炎的 Meta 分析 [J]. 中华中医药杂志，2015，30（12）：4462 – 4465.（证据分级：Ⅰ，AMSTAR 评分：8 分）

[13] 李萍，吴林辉，周芳，等. 大枫子膏联合抗敏 1 号方治疗特应性皮炎 30 例临床观察 [J]. 中医杂志，2012，53（8）：678 – 680.（证据分级：Ⅱ，Jadad 评分：3 分）

[14] 韩海军，郭菲，刘红霞. 用中药药浴联合他克莫司软膏治疗儿童特应性皮炎有效性和安全性的随机单盲临床试验疗效观察 [J]. 中国医药指南，2013，11（6）：606 – 608.（证据分级：Ⅱ，Jadad 评分：3 分）

[15] 吴志洪，钟江，张衍，等. 参苓白术颗粒联合康肤外洗剂对特应性皮炎患者血清中氧化应激水平的影响 [J]. 医药导报，2013，32（12）：1567 – 1579.（证据分级：Ⅱ，Jadad 评分：3 分）

[16] 李政敏，刘凌，朱宜彬. 润燥止痒胶囊合复方氧化锌鱼肝油软膏治疗血虚风燥型特应性皮炎 [J]. 医学理论与实践，2010，23（6）：696 – 697.（证据分级：Ⅱ，Jadad 评分：5 分）

[17] 朱小华，杨永生，徐金华. 润燥止痒胶囊在成人轻中度特应性皮炎治疗中的作用 [J]. 中国皮肤性病学杂志，2010，24（1）：38 – 39.（证据分级：Ⅱ，Jadad 评分：3 分）

[18] 魏红英，刘景桢. 复方黄柏液治疗婴儿湿疹疗效观察 [J]. 皮肤病与性病，2011，33（4）：229.（证据分级：Ⅱ，Jadad 评分：3 分）

[19] 沈毅. 青鹏软膏治疗轻中度特应性皮炎的疗效观察 [J]. 数理医药学杂志，2015，28（2）：

259 – 260. （证据分级：Ⅱ，Jadad 评分：4 分）

［20］成沈荣. 针刺干预治疗脾虚湿蕴型特应性皮炎的临床研究［D］. 广州：广州中医药大学，
2014.（证据分级：Ⅱ，Jadad 评分：5 分）

［21］吴静. 刺络拔罐治疗特应性皮炎的临床观察［D］. 长沙：湖南中医药大学，2014.（证据分
级：Ⅱ，Jadad 评分：5 分）

［22］闫玉丹. 刺络泻血治疗特应性皮炎的临床研究［D］. 北京：北京中医药大学，2012.（证据分
级：Ⅱ，Jadad 评分：3 分）

［23］马林，申春平. 儿童特应性皮炎的长期治疗管理［J］. 皮肤病与性病，2013，35（3）：
134 – 136.